L'Asile Gatien de Clocheville

Document confidentiel
et personnel

L'Asile Gatien de Clocheville

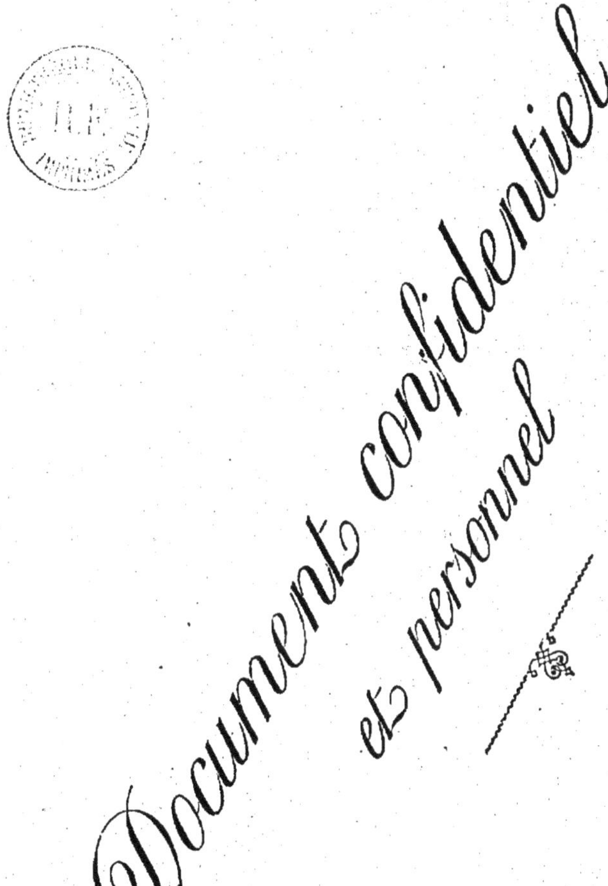

Tours, le 30 mars 1894.

MONSIEUR LE MINISTRE,
MONSIEUR LE PRÉFET,
MONSIEUR LE MAIRE,
MESSIEURS LES CONSEILLERS MUNICIPAUX,

Par suite du décès du regretté M. le vicomte Paillhou, l'usufruit qui lui appartenait sur tout ce qui avait été légué à la ville de Tours par Mme la comtesse de Clocheville, a pris fin le 24 novembre dernier.

La ville de Tours est donc aujourd'hui propriétaire de l'asile Gatien de Clocheville, situé à Tours, rue de Courset et boulevard Béranger, d'une valeur au moins d'un million de francs, ci. . . . . 1.000.000 fr.

Et des biens et valeurs ci-après formant la dotation de l'Asile :

1° Le domaine de Frencq, situé commune de ce nom (Pas-de-Calais), d'une contenance de 76 hectares 25 ares ;

2° Le domaine de Tubersent, situé commune de ce nom (Pas-de-Calais), d'une contenance de 66 hectares ;

A reporter 1.000.000 fr.

	Revenu	Capital
Report		1.000.000 fr.
3° Le domaine d'Hurtevent, situé commune d'Estrées (Pas-de-Calais), d'une contenance de 135 hectares ;		
4° Le domaine de Morchies, situé commune de ce nom (Pas-de-Calais), d'une contenance de 44 hectares 65 ares.		
5° Le domaine de Dalles, situé commune de Lacres (Pas-de-Calais), d'une contenance de 119 hectares.		
Le tout d'un revenu net d'impôts d'environ 28.000 francs et d'une valeur approximative actuelle de 900.000 à 1.000.000 fr. ci	28.000 fr.	1.000.000 fr.
6° Le mobilier de l'asile, d'une valeur d'environ 50.000 francs ci		50.000
7° 13.274 francs de rente 3 0/0 et 1.012 obligations Orléans, Lyon et Nord, immatriculés au nom de la ville de Tours, le tout d'un revenu d'environ 27.000 fr. ayant coûté 788.000 f. et représentant aujourd'hui environ 900.000 francs (Plus value depuis l'acquisition 112.000 f.) ci	27.000	900.000
8° Règlement de compte avec la succession de M. le vicomte Paillhou.		*Mémoire*
Total approximatif du capital actuel, sauf mémoire. . . .		2.950.000
A reporter. . . .	55.000 fr.	2.950.000 fr.

Reports	55.000 fr.	2.950.000 fr.
Et en revenus de	55.000 fr.	
Les droits de mutation, les frais à la charge de la ville et la fondation de messes, ont monté à environ 410.000 fr. qui, ajoutés aux 787.000 fr. prix d'achat, des valeurs ci-dessus représentent à 2.000 fr. près les 1.200.000 fr. légués en argent à la ville de Tours par Mme la comtesse de Clocheville.		
La ville de Tours va encore recueillir, pour l'asile Gatien de Clocheville, le legs que lui a fait M. le vicomte Pailhou et qui comprend :		
1° L'immeuble de la Résidence, situé à Tours, boulevard Béranger n° 47, d'une valeur d'environ 200.000 fr. ; mais grevé de l'usufruit de M. de Bodinat		200.000 fr.
2° Legs espèces 900.000 fr. qui, après déduction des droits de mutation et frais environ 128.000 fr., sera réduit au chiffre approximatif de 772.000 ci		772.000 fr.
A reporter	55.000 fr.	3.922.000 fr.

Reports	55.000 fr.	295.000 fr.
Qui donnera en rentes sur l'Etat et obligations de chemins de fer après un nouveau prélèvement des frais de construction de la chapelle, (60.000 fr. ci	22.000 fr.	
Total général approximatif des immeubles et valeurs légués à la ville de Tours pour l'asile Gatien de Clocheville.		
En capital.		3.922.000 fr.
En revenus pour la dotation	77.000 fr.	

Résultats du fonctionnement de l'asile Gatien de Clocheville, depuis le jour de sa fondation.

Années	Nombre de malades admis	Journées de présence	Décès
1881	46	1.679	»
1882	109	4.987	10
1883	143	5.156	7
1884	162	6.244	7
1885	252	9.303	7
1886	275	8.198	9
1887	327	9.814	11
1888	311	9.745	8
1889	360	10.135	12
1890	421	11.957	14
1891	441	13.505	6
1892	401	13.257	9
1893	340	14.300	14
Totaux :	3588	118.280	114

Situation actuelle
de l'Asile Gatien de Clocheville

Jusqu'à présent un service de médecine a seul fonctionné à l'Asile.

REZ-DE-CHAUSSÉE. — *Malades non contagieux*

FILLES

Salle Ste-Pauline.	8 lits
Salle Ste-Caroline	6 lits

GARÇONS

Salle St-Julien	8 lits
Salle St-Gaston	6 lits

1er ÉTAGE. — *Contagieux*

FILLES

Salle Ste-Jeanne	6 lits
Salle Ste-Sophie	3 lits
Salle Ste-Louise.	3 lits

GARÇONS

Salle Ste-Agnès	2 lits
Salle Ste-Marguerite	3 lits
Salle Ste-Ursule	5 lits
Salle Ste-Cécile	4 lits

Service à organiser ou à faire fonctionner

INCURABLES

Conformément au désir de la fondatrice, on doit organiser un service d'un certain nombre de lits, réservés à des enfants pauvres nés ou devenus infirmes, ou atteints de maladies incurables.

Lorsque la ville de Tours aura recueilli le legs de M. le vicomte Paillhou, l'asile devra envoyer chaque année des enfants scrofuleux soignés à l'asile, dans un sanatorium, à Arcachon par exemple.

Service de chirurgie

Un service de chirurgie est à peu près installé, mais n'a jamais fonctionné.

Les salles affectées à ce service sont prêtes, les lits sont à leur place.

Les instruments de chirurgie et les accessoires sont encore à acheter.

Ce service peut être ouvert à bref délai.

Fonctionnement actuel de l'Asile

L'asile est placé sous la direction médicale de M. le docteur Bezard et confié aux soins des sœurs de la Charité, dites de la Présentation.

Il doit être administré par un comité de sept membres nommés à vie sous la présidence de M. Faucheux, seul survivant des exécuteurs testamentaires de Mme la comtesse de Clocheville.

Par suite du décès de M. le vicomte Paillhou, et de

MM. Martel et Adrien Pillet, ce comité n'est plus composé aujourd'hui que de :

1° M. Faucheux, président :

2° M. le docteur Bezard ;

3° M. Constantin Scheult, ancien Président du Tribunal de Commerce ;

4° M. Georges Mahoudeau, propriétaire, rue Rabelais, à Tours.

Trois membres sont donc à remplacer par le Conseil municipal de Tours.

Je viens donc, Monsieur le Maire, vous prier de saisir votre conseil municipal de cette question urgente.

Messieurs les conseillers municipaux auront alors à prendre à ce sujet une mûre délibération, exempte de toute espèce d'esprit de parti. Ils n'oublieront point que les membres qu'ils ont à choisir seront nommés à vie ; que ces hommes de leur choix, notables, devront être dévoués jusqu'au libéralisme le plus absolu, charitables dans la haute acception du mot, jusqu'à l'abnégation, et capables par eux, les leurs ou leurs relations, d'apporter, dans le présent ou l'avenir, au moins une pierre à notre édifice.

C'est la prière que je leur adresse humblement.

Ils n'oublieront pas non plus que M. le vicomte Paillhou a demandé dans son testament à faire entrer M. de Bodinat dans le Conseil d'administration de l'asile, et qu'en laissant ce dernier à l'écart, ce serait manquer de reconnaissance et de respect à la mémoire de l'homme de bien qui a tant fait pour les pauvres de la ville de Tours, de son vivant et après sa mort.

Comment a vécu et comment vit l'asile Gatien de Clocheville depuis le décès de M. le vicomte Paillhou

> Aux petits des oiseaux, il donne la pâture,
> Et sa bonté s'étend sur toute la nature.

Eh oui ! les choses se passent aujourd'hui absolument comme au temps de Racine.

A notre époque, l'oiseau vit sur la branche sans souci du lendemain comme au dix-septième siècle.

Il en est de même des petits malades de l'asile de Clocheville, et une visite dans les salles pourrait vous en convaincre.

Leur seul souci, quand ils sont mieux, c'est d'apprendre le jour de leur départ ! Est-ce de l'attente ou du regret ? J'ai toujours été assez discret pour ne point approfondir la question.

Il existe en ce moment 50 malades à l'asile, 11 religieuses et une aide de cuisine. Une doucheuse vient à l'asile toutes les fois qu'elle est demandée.

Les dépenses courantes sont payées exactement, les comptes des gros fournisseurs ont même été réglés jusqu'au 1er janvier dernier, et cependant l'asile n'a jamais touché un centime. Un Dieu et non la ville de Tours a donc pourvu aux besoins des enfants et même de ceux qui les soignent ; mais oui, un Dieu ! Il y en a bien un pour les petits oiseaux, pourquoi n'y en aurait-il pas un aussi pour les enfants pauvres et malades ?

La ville de Tours est propriétaire des valeurs formant la

dotation de l'asile ; ces valeurs, toutes nominatives, sont immatriculées de la façon suivante :

« La ville de Tours pour développer et entretenir à « perpétuité l'asile Gatien de Clocheville pour les « enfants pauvres et malades de ladite ville, conformé- « ment aux testament et codicilles olographes de « Mme Louise Pauline de Malet de Coupigny, proprié- « taire, veuve de M. Julien Oudard Duquesne, comte « de Clocheville, déposés au rang des minutes de « Me Faucheux, notaire à Tours, par acte du 15 fé- « vrier 1884. Décrets des 25 mars 1887 et 28 juillet « 1888 et acte de la délivrance de legs devant Me Fau- « cheux, notaire à Tours, du 31 août 1888. »

Cette formule a été rédigée et adoptée contradictoirement entre la ville de Tours et M. le vicomte Paillhou, légataire universel de Mme la comtesse de Clocheville, aux termes d'un acte reçu par Me Faucheux, notaire à Tours, le 31 août 1888.

Les rentes sur l'Etat pourvues des coupons de janvier dernier sont entre les mains de M. le Receveur Municipal, le coupon d'avril pourra être touché lundi.

M. le Receveur Municipal a été avisé que les titres d'obligations de chemin de fer sont entre les mains de M. Gouin, banquier à Tours, à qui M. le vicomte Paillhou les avait confiés pour le recouvrement des intérêts ; il en est de même du coupon de janvier dernier. Le tout est à la disposition de la ville, qui peut seule en donner décharge et quittance à M. Gouin et à la succession de M. le vicomte Paillhou, puisque ces titres lui appartiennent. Après le premier avril, les mémoires importants, boucher, boulanger, pharmacien, médecin et religieuses, sur timbre, après avoir été examinés et dûment revêtus de la signature approbative du Président du Conseil d'administration de l'asile de Clocheville, seront présentés à M. le Maire de Tours pour l'ordonnancement du mandat destiné à être soldé à la caisse de M. le Receveur Municipal.

Ces mémoires seront-ils mandatés et le montant touché ? Jusqu'à présent on m'a fait croire que non. J'ai tout lieu de penser le contraire, car il faudrait encore que le Dieu des enfants pauvres et malades dût y pourvoir, et j'ai souvenance que jadis Jupiter lui-même se fatigua plus d'une fois des plaintes des mortels !

Onze religieuses et une aide de cuisine pour 50 enfants.

C'est beaucoup, me direz-vous? J'ai été de cet avis, mais depuis le 24 novembre dernier que je vais presque tous les jours à l'asile, j'ai changé d'opinion.

D'abord c'est une si minime dépense ! 200 fr. par tête, ce n'est pas la peine de s'en priver. Leurs frais de nourriture ne sont pas non plus ruineux, la règle leur imposant l'obligation de ne manger que d'un plat de viande, un légume ou un fruit dans la saison, et encore juste ce qu'il faut pour ne pas mourir de faim ; les unes ne boivent que de l'eau, les autres de l'eau rougie ou de la bière, quand leur estomac ne supporte pas le vin.

Bien peu parmi nous pourraient supporter ce régime ; j'en sais cependant qui ne boivent que de l'eau et je suis tout prêt à rendre hommage à cet excès de tempérance.

J'ajouterai que les onze religieuses sont strictement nécessaires.

Il y a en effet quatre services.

Le service des garçons atteints de maladies non contagieuses.

Le service des filles atteintes de maladies non contagieuses.

Le service des garçons atteints de maladies contagieuses.

Le service des filles atteintes de maladies contagieuses.

Et ces services se subdivisent encore en :

Service de jour

Et service de nuit.

Ah ! le service de nuit ! qui de nous ne le connaît ! Quel est le père de famille qui n'a vu la mère de ses enfants passer la nuit blanche au chevet du petit malade, calmant du geste et de la parole les cauchemars de la fièvre ou les angoisses du mauvais rêve ! qui de nous n'a entendu ces appels pressants, ces demandes incessantes ! Combien de fois par nuit la mère n'est-elle pas obligée de prendre l'enfant dans ses bras ; de se promener dans la chambre avec son fardeau, en faisant des promesses souvent irréalisables. Les nuits sont heures terribles pour tous les malades et surtout pour les enfants.

Il en est à l'asile de Clocheville comme dans nos familles, les enfants y reçoivent les mêmes soins, nos religieuses y remplacent la mère absente, elles ont pour les enfants les mêmes attentions, elles murmurent doucement à leurs oreilles les mêmes paroles d'encouragement, elles ont pour eux les mêmes attentions, elles font les mêmes promesses, qui sont exécutées toutes les fois que cela est possible ; elles leurs prodiguent les mêmes tendresses ! et quand le sommeil réparateur a repris ses droits, elles s'empressent auprès d'un autre lit pour répondre à un autre appel.

Quand l'aube arrive, ces femmes ont, je crois, bien mérité un peu de repos, elles ne peuvent complètement faire le service de jour.

Et lorsque, frappées par la contagion, elles meurent victimes de leur dévouement, un peu de libéralité de la ville de Tours à leur égard ne jetterait pas une grande perturbation dans nos finances.

Un petit coin de terre dans le cimetière de la ville, où ces braves filles pourront à perpétuité dormir leur dernier sommeil, prouverait, Messieurs les conseillers municipaux, que la noble cité dont les intérêts vous sont confiés sait reconnaître les services d'où qu'ils viennent, et honorer la mémoire de ceux qui se sont sacrifiés pour ses enfants.

Deux religieuses sont mortes dans ces conditions en soignant des fièvres typhoïdes. Le moment est venu de relever leurs corps et de jeter leurs cendres aux vents. M. le vicomte Paillhou a protesté plusieurs fois contre cet acte qu'il taxait d'ingratitude.

La demande d'un terrain gratuit a été formulée plusieurs fois, sans qu'on ait donné suite à cette demande.

Je manquerais à sa mémoire si je ne venais encore la réitérer ici. Aujourd'hui vous ne resterez pas sourds à cette prière et votre prochaine délibération prouvera que les cœurs reconnaissants n'oublient jamais !

Les enfants sont, à leur entrée dans l'asile, de la part des religieuses, l'objet des soins de propreté la plus méticuleuse.

A cet égard, elles sont journellement victimes, de la façon la plus désagréable, de leur dévouement..... !

Les enfants sont complètement habillés avec le linge et les vêtements de l'asile.

Pendant leur séjour, le linge et les vêtements appartenant aux enfants sont désinfectés, blanchis et raccommodés ; ils les reprennent en bon état à leur sortie.

Les vêtements des enfants sont confectionnés à l'asile par les religieuses.

La lingerie leur est aussi exclusivement confiée, il en est de même de l'entretien des salles.

Les religieuses consacrent 20 minutes au repas de midi et 20 minutes au repas du soir.

Elles ont sept heures de repos, compris le lever et le coucher. — Elles consacrent tout leur temps aux enfants.

La règle leur défend de perdre une seule minute.

Elles ont droit seulement à une récréation d'une heure le soir, et encore pendant cette heure, elles doivent s'occuper de l'entretien de leur linge et vêtements personnels.

Réception des enfants à l'asile

Les enfants malades sont présentés tous les matins à 8 heures 1/2 à la consultation du médecin qui délivre séance tenante un billet d'entrée.

En cas d'urgence les parents viennent à la consultation expliquer la situation de leurs enfants, et alors le médecin peut ordonner leur transport en voiture à l'asile et aux frais de l'asile.

Les enfants sont et ont toujours été admis sans distinction de nationalité, de religion et autres.

Ils doivent avoir 4 ans au moins et 14 ans au plus.

Il n'y a pas d'aumônier atttaché à l'établissement.

Le clergé de la paroisse intervient pour les catholiques toutes les fois qu'il est appelé; il en est de même pour les ministres des autres cultes.

Projet de budget pour 1894

50 Malades

Culte : Frais de sépulture; Messe quotidienne de fondation		1.800
Alimentation : 11 bar. à 150 fr.	Pain. . . . 2.000 fr. Viande. . . 4.500 fr. Vin . . . . 1.650 fr. Comestibles . 4.000 fr.	12.150
Mobilier : (Vaisselle, tapis, étamage, entretien de toutes sortes)		1.500
Lingerie : (Achat, confection et entretien du linge)		1.500
Literie : Confection et nettoyage des matelas, toile à matelas		800
Vestiaire : (Achat, confection et entretien)		1.000
Chauffage : (Combustible et entretien des appareils		2.000
Eclairage		700
Blanchissage		800
Pharmacie : Rhum, Cognac, vins fins, etc , etc		3.000
Personnel : (traitement)	Docteur Bezard. 3.000 fr. 11 religieuses . 2.300 fr. Concierges (non nourris) 1.700 fr. Journaliers et journalières. 1.500 fr.	8.500
Divers (frais de bureau, brosserie, entretien des parquets (etc)		600
Somme à la disposition de la supérieure		200

Pour 50 personnes, un lit reviendrait à 691 fr.

Le nombre des journées des malades serait de 18,250 fr.

Ce qui mettrait à 1 fr. 893 la journée d'un malade.

La nourriture serait par personne de	» 53
Lingerie	» 082
Vestiaire	» 054
Blanchissage	» 035

Les journées du personnel sont comprises dans la nourriture et le blanchissage.

(En tout : 22,030 journées)

Vous le voyez, il va rester actuellement environ 20.000 fr. pour le service de chirurgie, ce qui sera suffisant, attendu qu'un grand nombre de frais généraux n'augmenteront pas à l'ouverture de ces nouvelles salles.

Lorsque la ville sera en possession du legs en argent de M. le vicomte Paillhou, viendront s'ajouter plus de 20.000 fr. de rente qui serviront chaque année à compléter et développer les services, édifier les constructions encore indispensables et entretenir les propriétés rurales.

Immeubles du Pas-de-Calais

Qu'est-ce qui les connaît ?

Personne !

Il n'existe pas à Tours quelqu'un qui puisse dire avoir vu les immeubles dont la ville de Tours est propriétaire.

Vous aurez donc, Messieurs les conseillers municipaux, à nommer à bref délai une délégation chargée d'aller visiter les domaines du Pas-de-Calais, et de faire un rapport sur leur situation.

Vous aurez notamment à vous préoccuper de la question toujours grave des réparations !

L'asile de Clocheville
est un embarras pour la ville de Tours

« Les règles de l'administration et de la comptabilité
« communales paraissent s'opposer à l'intervention d'un
« comité administratif dans la gestion de cet établisse-
« ment par le Maire ou son délégué sous le contrôle de
« l'assemblée communale. » (Voir l'annexe)

Cette situation cause donc un grand embarras à la ville de Tours.

Il est franchement un peu tard pour s'en apercevoir, car la ville de Tours a accepté purement et simplement le legs de Mme la comtesse de Clocheville, après avoir pris le conseil de l'avocat de la ville, ainsi que le constate une longue consultation qu'on pourra lire dans les annexes.

Il faut cependant sortir de cet état de choses, qui en se prolongeant pourrait compromettre gravement les intérêts de notre grand établissement et le bon renom de la ville de Tours.

Ces règles administratives sont-elles si immuables, qu'on ne puisse y apporter dans certaines circonstances quelques adoucissements.

Non, cent fois non !

Et il n'est pas possible que la vie administrative n'en offre pas quelques exemples.

Du reste, quand bien même cette question ne se serait pas encore présentée, serait-ce une raison pour que la solution en fût impossible ?

Il n'y a rien d'impossible en ce monde, surtout avec des hommes de bonne volonté, qui ont toujours marché d'accord la main dans la main.

Les difficultés qui se dressent sur leur route ne peuvent que resserrer les liens qui les unissent dans une communauté d'idées.

Elles sont rapidement écartées lorsque ces hommes n'ont qu'un but : « aider ceux qui ont fait le bien ! »

Mauvais Remède

« Le seul moyen de satisfaire aux désirs des bien-
« faiteurs consisterait à reconnaître l'asile de Cloche-
« ville comme établissement d'utilité publique. (Voir
« l'annexe).

Voici le remède, dit-on.

La ville de Tours rejetterait de son sein l'asile Gatien de Clocheville.

Ce grand établissement ne lui appartiendrait plus, il aurait son autonomie ;

On y créérait des places, je dirai des sinécures, qui absorberaient la meilleure partie de ses revenus, le tout au détriment des enfants pauvres et malades.

Ce serait donner l'exemple de la mère de famille, qui se débarrasse de ses enfants, au profit de salariés destinés à absorber petit à petit leur patrimoine. Cette mère dénaturée, inconsciente des obligations que lui imposent les devoirs de la maternité, ne veut point que les cris de ses enfants viennent la troubler dans son sommeil ou que les soins de chaque jour jettent une note désagréable sur sa vie de nonchalance ou de plaisir.

Vous ne ferez pas comme elle, car comment, après un pareil acte, vous présenter devant vos électeurs au jour du jugement ?

Rôle du Conseil municipal en cette occurrence

Pour faire de l'asile de Clocheville un établissement d'utilité publique.

« Il est nécessaire que le Conseil municipal en fasse « la proposition et qu'il présente un projet de statuts « après avoir pris l'avis du comité administratif. (Voir l'annexe).

Vous n'aurez jamais, Messieurs les Conseillers municipaux, ce triste courage, et si un jour cette proposition figurait à l'ordre du jour de vos délibérations, vous vous empresseriez à l'unanimité de la repousser.

Bon Remède

Qu'une sage entente soit parmi nous !

J'ai eu confiance, Messieurs les Conseillers municipaux, dans vos prédécesseurs.

J'ai confiance en vous !

J'ai confiance dans vos successeurs et j'ai la conviction intime que l'avenir ne me démentira pas.

Le caractère Tourangeau, la sympathie dont jouit l'asile, le sentiment de vive reconnaissance envers ses bienfaiteurs qui anime l'esprit de la population de cette ville, m'en sont garants.

J'ai répondu de vous tous, hommes du passé, du présent et des années qui vont suivre, devant ce grand cœur, qui fut la comtesse de Clocheville.

Vous ne me désavouerez pas !

« Je n'entends déroger à aucune des règles d'adminis-
« tration établies par les lois pour le gouvernement
« des établissements publics.

Voilà le langage libéral que Mme la comtesse de Clocheville tient dans son testament.

C'est dans ces paroles que le dernier survivant de ses exécuteurs testamentaires va puiser les moyens d'entente en vous présentant le projet de règlement suivant.

PROJET DE RÈGLEMENT

Pour le fonctionnement de l'Asile Gatien de Clocheville

ADMINISTRATION

L'asile Gatien de Clocheville est administré par un comité de sept membres, nommés à vie.

1° M. Faucheux.

2° M. le docteur Bezard.

3° M. Soheult.

4° M. Mahoudeau.

Et 3 autres membres à nommer par le conseil municipal.

Le comité est présidé par M. Faucheux, en sa qualité de seul survivant des exécuteurs testamentaires de Mme la comtesse de Clocheville et ce conformément aux prescriptions testamentaires.

M. le Maire de Tours étant président né du conseil d'administration de tous les établissements appartenant à la ville de Tours, pourra toutes les fois qu'il le jugera convenable assister aux réunions du Comité ; dans ce cas la présidence d'honneur lui sera conférée, mais il ne pourra prendre part aux votes, à moins qu'il ne soit membre du comité.

A la fin de la Présidence de M. Faucheux qui résulte des dispositions testamentaires de Mme la comtesse de Clocheville, la Présidence effective appartiendra à M. le Maire de Tours ou à l'un de ses adjoints spécialement délégué à cet effet.

La situation actuelle n'est en effet que transitoire et après le dernier des exécuteurs testamentaires à qui Mme la comtesse de Clocheville avait conféré un droit de préférence pour la Présidence du comité, la Présidence ne peut appartenir qu'au Maire de Tours, conformément aux règles administratives en la matière.

« En agissant ainsi ce n'est point méconnaître les pres-
« criptions de la testatrice qui a déclaré qu'elle n'enten-
« dait déroger à aucune des règles d'administration
« établies par les lois pour le gouvernement des établis-
« sements publics. »

En cas de partage la voix du Président sera prépondérante.

A chaque décès de l'un des membres du comité, autre que M. Faucheux, ou en cas de démission, il sera pourvu à son remplacement par délibération du Conseil municipal de Tours.

M. Faucheux est remplacé de droit par le Maire de Tours.

Le Comité choisit chaque année un ou plusieurs médecins pour le service médical ainsi que leurs suppléants ; il nomme ou révoque tous employés, fixe les traitements et salaires et généralement toutes les dépenses de l'établissement.

Le Conseil d'administration veille à l'exécution des règlements, il prend toutes les mesures convenables pour assurer la marche régulière des différents services, et dresse ou revise les règlements concernant le régime intérieur.

Il établit les comptes et budgets et les présente à l'approbation du Conseil municipal, chaque année avant le 15 avril, ainsi qu'un rapport détaillé sur les résultats et la situation de l'établissement.

Il peut faire toutes réformes ou améliorations tendant au développement et à la prospérité de l'établissement.

Il veille surtout à l'alimentation et à l'habillement des enfants malades.

Le comité règle encore le mode d'exploitation des biens de la fondation, notamment des bois en coupes, passe tous baux, soit de gré à gré, soit aux enchères pour une durée qui n'excèdera pas 12 ans ; règle les comptes des fermiers et débiteurs.

Pour assurer le bon fonctionnement de l'établissement chaque membre du comité d'administration est à tour de rôle de semaine.

Le comité d'administration se réunit toutes les fois que c'est nécessaire et au moins deux fois par mois.

RÉPARATIONS — CONTRUCTIONS

Les réparations sans importance et les constructions à faire aux bâtiments dépendant de la dotation de l'asile de Clocheville pourront être faits par le comité d'administration sans remplir les formalités d'usage de devis préalables et autres pourvu toutefois que ces dépenses ne dépassent pas annuellement six cents francs au total.

RECETTES ET DÉPENSES

Toutes les recettes sont centralisées dans la forme ordinaire à la caisse de M. le receveur municipal choisi à cet effet.

Il paie les dépenses sur mandat de M. le Maire.

M. le Maire ordonnance les mandats sur les mémoires portant l'approbation préalable du président du conseil d'administration, ou, en cas d'absence ou d'empêchement du président, par le membre du comité de semaine et par un autre membre du comité d'administration.

Une somme de 500 fr. est remise à la supérieure de l'asile, à titre de provision pour les dépenses courantes. Cette somme est mandatée de la même façon que les autres dépenses.

FONDS DE RÉSERVE

Les fonds de réserve, s'il y a lieu, sont placés sur l'avis du conseil d'administration et après décision du conseil municipal avec l'indication autant que possible de leur emploi ultérieur, ils ne peuvent être aliénés que sur l'avis du conseil d'administration et la décision du conseil municipal.

RÈGLEMENT INTÉRIEUR

Tous les soins donnés aux enfants reçus à l'asile de Clocheville sont gratuits.

Sont reçus à l'asile, les enfants pauvres malades, quelle que soit leur religion et leur nationalité, domiciliés à Tours, âgés de 4 ans au moins et de 14 ans au plus.

Les enfants y sont reçus, quelles que soient aussi les maladies dont ils sont atteints ; sont exceptés cependant les incurables, les infirmes, les aliénés et les varioleux.

Cependant, pour se conformer au désir exprimé par la testatrice, plusieurs lits seront mis à la disposition d'enfants incurables ou infirmes sur l'avis préalable du comité d'administration qui sera seul juge du choix et du nombre et sans que les enfants admis aient moins de 4 ans et plus de 14 ans.

La durée de leur séjour à l'asile sera déterminée par le Conseil d'administration.

Lorsque la ville de Tours sera en possession du legs que lui a fait M. le vicomte Paillhou, le conseil d'administration selon les ressources de l'établissement, décidera chaque année si certains des enfants admis à l'asile et scrofuleux, doivent être envoyés en traitement aux frais de l'asile dans un sanatorium quelconque, à Arcachon par exemple, ou dans un autre établissement.

SERVICE MÉDICAL. — ADMISSION ET RENVOI DES MALADES

Le docteur Bezard de Tours, conformément au désir exprimé par la testatrice, est chargé d'une façon générale des services médicaux de l'asile, et d'une façon spéciale du service de médecine ; sa nomination n'a pas besoin d'être renouvelée annuellement comme pour les autres médecins ou chirurgiens, conformément aux prescriptions testamentaires ci-dessus rappelées.

Le docteur Bezard prononce sur l'admission des malades à l'asile. Dans les cas douteux, il en réfère au président du comité d'administration et en son absence ou en cas d'empêchement au membre du comité de semaine.

L'admission d'un enfant malade une fois prononcée, et à moins qu'il n'y ait pas de lits disponibles, M. le docteur Bezard inscrit sur un registre ses noms, la nature de sa maladie, le jour de son entrée et le numéro du lit qu'il doit occuper.

Lorsque la guérison d'un malade aura été reconnue par M. le docteur Bezard, il prononcera son exeat et ordonnera sa sortie de l'asile aux jour et heure déterminés par lui. La famille de l'enfant sera prévenue par lettre.

Les enfants autant que possible sont conservés à l'asile pendant le temps de leur convalescence.

Nul enfant n'est admis à l'asile s'il n'a eu la petite vérole ou s'il n'a été vacciné, à moins qu'il ne consente à se faire vacciner dès le moment de son entrée.

Lorsque l'enfant admis est devenu incurable, M. le docteur Bezard devra prononcer son exeat, à moins que le comité d'administration décide de le conserver comme tel.

Il est tenu un registre de tous les postulants; les titres de chacun y sont établis, et lorsqu'il existe une place vacante, l'admission est prononcée autant que possible par numéro d'ordre.

Il y a lieu à renvoi des enfants malades pour cause d'immoralité ou d'insubordination, ou pour tous autres motifs graves.

Dans tous les cas, le renvoi ne pourra être prononcé que par M. le docteur Bezard et après avoir pris l'avis du membre du comité de semaine.

SERVICE DE CHIRURGIE

Lorsque le service de chirurgie aura été ouvert et le chirurgien nommé, ce dernier sera tenu d'exécuter les mêmes prescriptions d'entrée, de sortie, etc, que celles imposées ci-dessus pour le service de médecine.

VISITES DES MÉDECINS
CONSULTATIONS GRATUITES

Des médecins se rendent tous les jours à l'asile et visitent les malades à l'heure indiquée par eux suivant les diverses saisons.

A la visite assiste un élève en pharmacie envoyé par le pharmacien de l'asile. Cet élève écrit sous la dictée du médecin les ordonnances et en emporte la liste à la pharmacie pour les faire exécuter et les renvoyer dans le plus bref délai possible.

Ils donnent aussi à l'asile tous les jours, à l'heure indiquée par eux, suivant les saisons, des consultations gratuites aux enfants pauvres et malades.

Les médecins autant que possible consignent sur le registre de présence les noms et adresses des enfants auxquels il a été donné des consultations, et leur genre de maladie.

Les registres d'admission, d'exeat, de consultation et de présence sont cotés par première et dernière feuille, par le Président du Comité d'administration qui peut y apposer son visa toutes les fois qu'il en a pris communication.

VISITES DES PARENTS

Les parents ne sont admis à visiter leurs enfants que les jeudi et dimanche et de midi à 3 heures.

Les enfants sont amenés aux parents dans le parloir.

Les parents ne sont admis à visiter leurs enfants dans les salles qu'en vertu d'une autorisation spéciale du médecin et aux our, heure et pendant le temps indiqués par lui.

ADMINISTRATION INTÉRIEURE

Le service intérieur de l'asile est fait et tous les soins sont donnés aux enfants malades par les sœurs de la Charité de la Présentation de la Sainte-Vierge, dont l'une est supérieure et dont le nombre est fixé par le comité d'administration.

Les sœurs soignent les malades, distribuent les vivres et les médicaments; elles les préparent elles-mêmes suivant le cas.

Tous les achats et approvisionnements des choses et objets

courants sont faits par la sœur supérieure, sous le contrôle du membre du comité de semaine.

Les achats et approvisionnements importants sont faits par le comité d'administration.

La sœur supérieure dirige aussi les dépenses de la cuisine et de la lingerie.

Il doit y avoir nuit et jour des sœurs chargées de surveiller les salles de malades, dont le nombre est, le cas échéant, fixé par le comité d'administration ou, en cas d'urgence, par le membre du comité de semaine.

La supérieure a la surveillance des autres sœurs parmi lesquelles elle entretient l'exactitude à accomplir les devoirs qui leur sont tracés. Elle veille à la tenue des enfants et, en général, aux mœurs de l'établissement.

Les sœurs choisissent sous leur responsabilité et toutes les fois que c'est nécessaire, des journalières pour les lessives, lavages et autres gros ouvrages, et autant que possible doivent consulter à ce sujet le comité d'administration ou, en cas d'urgence, le membre du comité de semaine.

Le concierge doit être marié, le mari et la femme doivent tout leur temps à l'asile. La femme s'occupe spécialement de la porte, qu'elle doit toujours tenir fermée et ne l'ouvre que pour le service de la maison.

La loge doit toujours être occupée : Le concierge doit s'attacher à bien connaitre toutes les personnes qui ont habituellement affaire dans la maison pour cause de service et qui résident au dehors. Il conduit devant la sœur supérieure les inconnus qui demandent à entrer sous ce prétexte.

Il prend la même précaution et s'il y a lieu la même mesure à l'égard des personnes qui demandent à visiter, soit les sœurs, soit les malades.

Il ne peut jamais être apporté quoi que ce soit du dehors aux malades.

Le concierge doit exercer sur ce point une grande surveillance, il peut par conséquent fouiller les hommes et faire fouiller par sa femme, les femmes qui viennent visiter leurs enfants malades.

Il peut aussi fouiller ou faire fouiller par la femme, à leur sortie, les personnes mentionnées ci-dessus afin de s'assurer qu'aucune soustraction n'est faite au préjudice de l'établissement.

Il est procédé à ces fouilles avec égard et politesse.

Le concierge ne laisse sortir de la maison que ceux qu'il sait positivement en avoir le droit ou ceux qui sont munis d'un permis.

Il ne laisse sortir aucun meuble, ustensile, vêtement ou effet quelconque sans un permis spécial de la sœur supérieure.

Cette sortie ne peut jamais avoir lieu que du soleil levé au soleil couché.

Le concierge, va tous les matins, avant l'heure fixée pour l'ouverture de la porte principale, chercher les clefs chez la sœur supérieure, et les lui remet le soir.

Le concierge s'occupe aussi du jardin et de tous autres travaux qui lui seraient commandés dans l'intérieur de la maison, il fait aussi les commissions.

Le concierge et sa femme sont sous les ordres de la sœur supérieure et du membre du comité de semaine,

Ils sont logés, chauffés et éclairés par l'asile.

Les visiteurs doivent avant de quitter l'asile signer le registre qui leur est présenté, s'ils ne sont pas connus à Tours ils doivent ajouter à leur signature leur qualité et leur adresse.

SERVICE RELIGIEUX

Il n'existe point d'aumônier attaché à l'établissement. Le clergé de la paroisse intervient pour les catholiques toutes les fois qu'il est appelé. Il en est de même pour les ministres des autres cultes, conformément aux prescriptions testamentaires de M. le vicomte Paillhou, une messe est dite chaque jour à perpétuité dans la chapelle de l'asile aux intentions de

M. le comte et de Mme la comtesse de Clocheville, de M. Gatien de Clocheville et de M. le vicomte Paillhou.

Les services d'enterrements ont lieu à l'église de la paroisse aux frais de l'asile.

Les sœurs ne sont pas tenues d'y assister.

ORDRE, DISCIPLINE ET POLICE INTÉRIEURE

Toutes les personnes admises dans l'établissement, à quelque titre que ce soit, seront tenues de se conformer aux mesures d'ordre et de discipline imposées par les règlements de l'établissement.

A cet effet, les extraits du règlement qu'il est nécessaire de porter à la connaissance des administrés, des malades de leurs familles ou de toutes autres personnes pourront être admises dans la maison, à tel titre que ce soit, seront affichés dans la loge du concierge, dans le parloir, dans les salles et dans toute autre partie de l'asile qu'il sera jugé convenable.

Approbation

Le présent règlement sera soumis à l'approbation :

1° Du Conseil d'administration de l'asile.

2° Du représentant de Mme la comtesse de Clocheville, M. de Bodinat, légataire universel de M. Paillhou, qui lui-même était légataire universel de Mme la comtesse de Clocheville.

3° De l'exécuteur testamentaire de Mme la comtesse de Clocheville, M. Faucheux.

4° Du Conseil municipal de la ville de Tours.

5° De M. le Préfet d'Indre-et-Loire.
Et 6° de M. le Ministre de l'Intérieur.

Précisons la situation

Mme la comtesse de Clocheville fait un don royal à la ville de Tours, sous réserve d'usufruit au profit de M. le vicomte Paillhou.

Le Conseil municipal s'est empressé d'accepter ce legs avec reconnaissance.

Le 25 mars 1887, intervient un décret rendu en conseil d'Etat et autorisant le maire de Tours à accepter le legs de Clocheville aux charges et conditions imposées.

Mais le deuxième et dernier alinéa du premier article de ce décret dit ceci :

> « A l'extinction de l'usufruit de M. le vicomte Paillhou,
> « il sera statué sur les conditions d'existence et de
> « fonctionnement de l'établissement. »

Comment ! s'écrient en chœur M. le vicomte Paillhou et les exécuteurs testamentaires, on autorise la ville à accepter, sauf à discuter et à remettre en question au décès de M. le vicomte Paillhou, tous les points pouvant paraître noirs!

Je veux, dit M. le vicomte Paillhou, en ma qualité d'exécuteur testamentaire et de légataire universel, que tout soit traité de mon vivant, je n'entends laisser après moi aucun sujet de discussion, aucun ferment de discorde.

Si vous, ville de Tours, vous ne voulez ou ne pouvez accepter purement et simplement le legs de Mme la comtesse de Clocheville avec toutes ses conditions et ses charges sans exception, je ne vous ferai pas la délivrance du legs, et si c'est nécessaire, j'accepte la lutte.

Et l'administration et le conseil municipal, avec la bonne foi qui les a caractérisés dans toutes les questions intéressant la fondation de Clocheville, de répondre avec l'unanimité la plus parfaite :

« Vous avez raison ! »

« De plus si on ne veut ou ne peut autoriser le Maire « de Tours à accepter le legs sans réserve pour l'avenir,

« Nous renoncerons au legs de Mme de Clocheville, en « laissant à qui de droit la responsabilité du fait.

« Cette ligne de conduite nous est tracée par l'hon« nêteté la plus élémentaire ! »

Devant cet accord de volontés autorisées, que rien (M. le Préfet le sait et le fait savoir), ne peut rompre, l'autorité supérieure jette un regard sur notre cité tourangelle, et en apercevant l'administration municipale de Tours et son conseil formant la phalange autour du légataire universel et des exécuteurs testamentaires de Mme la comtesse de Clocheville, elle réfléchit un instant, puis s'incline en murmurant, j'en suis persuadé « les braves et honnêtes gens que ces Tourangeaux » !...

Et alors le 28 juillet 1888 intervient un second décret ainsi conçu ;

Article 1er

« Est rapportée la disposition contenue dans le « deuxième et dernier paragraphe de l'article 1 du dé« cret du 25 mars 1887.

Article 2

« Le Président du Conseil, ministre de l'Intérieur est « chargé de l'exécution du présent décret. »

Enfin le 18 août 1888 est signée solennellement l'acceptation du legs de Mme la comtesse de Clocheville. (Voir l'extrait aux annexes).

Le Maire déclare dans l'acte authentique qui réalise cette acceptation :

« Qu'il oblige la ville de Tours « à l'exécution de toutes les charges et conditions imposées par « la testatrice, sans aucune exception ni réserve.

« Et notamment à développer « et entretenir à perpétuité l'asile « Gatien de Clocheville.

A perpétuité, entendez-vous bien !

Puis M. le vicomte Paillhou satisfait de tous, profondément touché de l'entente et du bon accord qui règnent à Tours entre ceux qui, par leur situation ou par goût, s'intéressent à l'œuvre de la grande fondatrice, disparait un matin, faisant un second don royal à la ville de Tours, pour l'asile de Clocheville.

Que les temps sont changés !

Qu'est devenu cet accord qui faisait notre force ? Où se

trouve cette phalange objet de l'admiration du monde administratif?

Hélas ! nous sommes devenus des gens embarassants et compromettants !

On a découvert aujourd'hui après 10 ans que les conditions du testament de Mme de Clocheville ne peuvent être exécutées.

Que notamment on ne pourra passer les baux de 12 ans autorisés par la testatrice !

Eh bien ! s'il n'y a que cela, on insérera dans les règlements que les baux des domaines ne pourront être que d'une durée minima de 12 ans et... un jour !

Alors le Comité d'administration ne sera plus que consultatif, la ville fera seule ces baux avec les autorisations ordinaires, et cette grosse difficulté, si troublante, qui peut être le signal d'une guerre fratricide aura accouché de moins qu'une souris !

Mais ne nous érigez pas en personne civile ! vous n'en avez pas le droit, inutile d'y songer ! ce ne sera jamais !

Je le répète, jamais !

On m'a dit cent fois : En refusant ce changement de situation, vous refusez votre bonheur !

C'est possible ! mais d'abord je ne le pense pas, pour des raisons qu'il est inutile d'indiquer ici, puis, quand on a l'honneur d'être exécuteur testamentaire, on n'a point à se demander si telle ou telle façon de faire serait préférable à celle indiquée par les testateurs !

L'exécuteur testamentaire doit suivre les prescriptions de la disposition, strictement ; j'ajouterai : brutalement !

C'est un soldat qui exécute sa consigne et qui n'a point le droit de la discuter.

Mme la comtesse de Clocheville a entendu que son œuvre fût la propriété de la ville, comme les fondations de son amie Madame Tonnellé. Et il faut que vous le sachiez,

Madame Tonnellé et Madame de Clocheville lorsqu'elles habitaient ensemble Saint-Cyr étaient liées par une grande amitié.

Elles avaient toutes les deux un fils unique ; toutes les deux elles l'ont perdu à la fleur de l'âge ;

Toutes les deux ont voulu consacrer leur fortune à des fondations charitables et philanthropiques.

Madame Tonnelé commença.

Madame de Clocheville suivit :

L'une et l'autre ont pensé qu'en dehors de la commune il n'y avait rien à fonder !

Se seraient-elles trompées ? A vous tous, Messieurs, de vous réunir en Concile et de le décider !

Ces deux nobles femmes ont choisi la ville de Tours pour leur légataire universelle, j'ose le dire.

Leurs fondations composent une seule famille dont vous voulez expulser l'un des membres sur des arguties de droit.

Mais, je vous le dis encore, ce ne sera pas !

Si je n'écoutais que mon intérêt personnel, si j'avais soif de pouvoir, avec quel empressement j'accepterais la proposition d'ériger l'asile de Clocheville en personne civile.

Le président à vie du Comité d'administration d'un établissement comme celui-ci avec un état-major sous ses ordres, serait certes un personnage marquant pouvant mettre sa situation à la disposition de son élévation personnelle.

Mais sans ambition, n'ayant jamais rien été, ne voulant jamais rien être, je n'ai d'autre souci que de voir prospérer un établissement dont les intérêts me restent confiés par suite du prédécès de mes autres collègues.

Du reste, en n'agissant point ainsi, et en laissant faire ce que je dois empêcher, je deviendrais indigne de la haute confiance dont j'ai été honoré par Mme la comtesse de Clocheville et M. le vicomte Paillhou.

Tourangeau dans l'âme, dévoué simplement et sans arrière pensée aux intérêts de ma ville, déjà sur le déclin de la vie, je ne puis demander à l'avenir que le temps et les forces suffisantes pour assurer à l'asile Gatien de Clocheville une marche utile et prospère, conforme aux idées qui ont inspiré les fondateurs ; idées dont j'ai été le confident et dont je suis, hélas ! aujourd'hui le seul dépositaire.

Le mot de la fin

Messieurs les Conseillers Municipaux,

Si, contre toute attente, la situation n'était pas nettement tranchée ces jours prochains, et si satisfaction n'était pas donnée à bref délai, à des désirs bien légitimes, il ne resterait plus qu'à dire à la ville de Tours:

Rendez l'argent !

Retrocédez les 3.000.000 au représentant actuel de Mme la comtesse de Clocheville, M. de Bodinat. . . . . 3.000.000 fr.

Et refusez le legs de plus d'un million que vous a fait M. le vicomte Paillhou. . . . 1.000.000 fr.

Au total. . . . . 4.000.000 fr.

Ou bien, c'est la guerre, sans trêve ni merci, et dont l'issue ne peut que vous être fatale, que vous soyez vainqueurs ou vaincus.

Vous avez tout le mois d'avril pour mûrir vos décisions, mais à défaut d'entente d'ici-là, la ville de Tours recevra, le 1er mai, une mise en demeure dûment en forme.

Et le mémoire d'usage tendant à faire autoriser la ville de Tours à se défendre devant les Tribunaux compétents sera déposé entre les mains de M. le Préfet d'Indre-et-Loire.

Pardon, Messieurs, de ces aigres paroles ! Dans quelques jours vous voudrez j'en ai malgré tout la conviction intime, me prouver que tout ce qui me préoccupe en ce moment à un si haut point n'était qu'un mauvais rêve ;

Et nous nous empresserons de mettre en marche le service de chirurgie.

Vous viendrez alors tous ensemble ou séparément, souvent, très souvent, comme chez vous, puisque ce sera votre maison, parcourir l'asile de Clocheville avec vos femmes, vos parents, vos amis ; vous visiterez les petits malades et vous verrez tout le personnel à l'œuvre.

Puis toutes les fois que vous sortirez de cette maison, je vous le dis en vérité ! vous serez émus en pensant qu'un mauvais jour, vous aviez eu l'idée de vous séparer de cet asile en l'érigeant en personne civile.

Toutes ces réflexions et ces idées ont été écrites assez confusément, au fur et à mesure qu'elles se sont présentées à mon esprit assez énervé depuis quelque temps. J'ai droit de ce fait aux circonstances atténuantes. Je n'ai eu l'intention de choquer, ni blesser personne ; si cela était cependant, je serais tout prêt à faire des excuses à qui de droit.

Bien que ce soit un peu le chaos que je n'ai pas eu le

temps de débrouilller, vous trouverez dans ce document et ses annexes de quoi vous instruire sur la question pendante et vous former une opinion avec connaissance de cause. Tout cela, je vous l'adresse à titre confidentiel, et ce serait une faute grave que de livrer quant à présent au public nos dissentiments.

Lavons notre linge, mais lavons-le en famille. Et lorsque toute trace de dissentiment aura disparu, nous irons la main dans la main comme jadis, nous asseoir au foyer de votre famille municipale pour faire l'autodafé de ces quelques pages. Nos cœurs se réchaufferont à ses flammes, et pour élever notre esprit à tout jamais au-dessus des luttes mesquines nous relirons ensemble les dernières paroles de Gatien de Clocheville qui ont été pour notre ville la cause de tant de bienfaits.

> « C'est à Tours que vous avez eu un instant de bon-
> « heur, je vous demande d'y faire construire un hôpital
> « pour les enfants pauvres et malades ! (31 octobre 1853.)

FAUCHEUX,

Exécuteur testamentaire de Madame la comtesse de Clocheville
et de M. le vicomte Paillhou.
Président à vie de l'asile Gatien de Clocheville.
Vice-Président de la Commission administrative
de la maison d'apprentis Alfred Tonnellé.

ANNEXES

ANNEXE N° 1

Testament

de Mme la Comtesse de Clocheville

Ceci est mon testament,

Je soussigné Louise Pauline de Malet de Coupigny, épouse de Monsieur Julien Oudart de Clocheville.

Je recommande mon âme à Dieu, je le prie de me pardonner mes fautes et de me recevoir dans sa sainte miséricorde.

Je veux être enterrée à côté de mon bien-aimé fils Gatien de Clocheville, dans la chapelle que nous avons fait bâtir à cet effet dans le cimetière de la paroisse de Saint-Léonard près de Boulogne-sur-Mer.

Si je meurs à Paris ou loin de Paris, enfin en quelque lieu que ce soit, je veux que mon corps soit rapporté dans le caveau de famille dont je viens de parler. Je veux qu'on ne place mon corps dans le cercueil qu'après l'avoir embaumé et quarante-huit heures après mon décès.

Je nomme mon très honoré mari, Julien Oudart de Clocheville, mon légataire universel en toute propriété et jouissance ; je le remercie de la tendre affection qu'il m'a toujours témoignée et des soins dont il n'a jamais cessé de m'entourer, En cas de prédécès de M. de Clocheville, mon mari, je nomme pour mon légataire universel en toute propriété et jouissance, M. le vicomte Gaston Henri Paillhou, dont le dévouement et l'affection filiale ne se sont jamais démenties depuis la mort de mon adoré Gatien.

Je donne et lègue à Henriette-Gabrielle-Désirée Patou, ma fidèle femme de chambre, qui est à mon service depuis quarante-trois ans, et qui m'a aidée avec un dévouement sans borne à veiller sur les jours de mon fils, une rente annuelle et viagère de trois mille francs sur sa tête, dont elle sera saisie et jouira à partir du jour de mon décès. Cette rente viagère sera fournie nette de tous frais même de droits de mutation, en une rente sur l'État français trois pour cent, payable de trois mois en trois mois, en son domicile en France, et inscrite pour l'usufruit au nom de Henriette-Gabrielle-Désirée Patou, et pour la nue-propriété au nom de la ville de Tours, dont je vais parler. Je veux que cette rente soit incessible et insaisissable. Lorsque le titre sera remis à Henriette Patou, ma femme de chambre, elle donnera tout désistement de ses droits d'hypothèque avec main levée d'inscription sur les immeubles de ma succession sans cependant qu'elle perde son recours contre la ville de Tours, pour les paiements des arrérages de ladite rente, si l'État cessait de payer en tout ou en partie. Je donne et lègue en outre à Henriette Patou, ma femme de chambre, mes hardes, linge de corps, et généralement tout ce qui compose ma garde robe, à l'exception de mes diamants, de mes bijoux, de mes dentelles, de mes fourrures et de mes châles de cachemire de l'Inde. Nous avons destiné dans notre caveau de famille à Saint-Léonard une place pour recevoir la dépouille mortelle d'Henriette Patou, je veux donc qu'après sa mort, son corps soit placé dans notre tombeau.

Je donne et lègue à la ville de Tours, chef-lieu du département d'Indre-et-Loire, aux conditions ci-après indiquées, les biens ci-après désignés, savoir :

Premièrement. — Un vaste hôtel avec cour et grand jardin et dépendances, sis à Tours, et connu sous le nom d'hôtel de la cour des Prés, ainsi qu'une petite maison y attenante que j'ai achetée en mil huit cent soixante de Mlle Voisin et qui est actuellement occupée par celle-ci.

Deuxièmement. — Mon domaine de Frencq, situé commune de ce nom et sur les communes environnantes (Pas-de-Calais) consistant en bâtiments d'habitation et d'exploitation et en soixante-seize hectares de prés, vergers et terres labourables, tels enfin que ce domaine s'étend sans en rien retrancher et sans que cette indication de contenance soit limitative, de plus, un petit pré, sis même commune, contenant environ vingt-cinq ares.

Troisièmement. — Mon domaine de Teubersent, situé commune de ce nom et sur les communes environnantes (Pas-de-Calais) consistant en bâtiments d'habitation et d'exploitation, en soixante-six hectares de vergers, pâtures et terres labourables, tel enfin qu'il s'étend sans en rien retrancher et sans que cette indication de contenance soit limitative.

Quatrièmement. — Mon domaine d'Heurtevent, sis commune d'Estrées et communes environnantes consistant en bâtiments d'habitation et d'exploitation et en cent trente-cinq hectares de vergers, patures et terres labourables tel enfin qu'il s'étend sans en rien retrancher et sans que cette indication de contenance soit limitative.

Cinquièmement. — Mon domaine de Morchies près Bapaume, commune de Morchies et situé aussi sur les communes environnantes (Pas-de-Calais) consistant en bâtiments d'habitation et d'exploitation et en quarante-quatre hectares soixante-cinq ares de pâturages et terres labourables, tel enfin qu'il s'étend sans en rien retrancher et sans que cette indication de contenance soit limitative.

Sixièmement. — Mon domaine de Dalles, situé commune de Lacres et sur les communes environnantes (Pas-de-Calais) consistant en bâtiments d'habitation et d'exploitation et en cent hectares de vergers, prés et terres labourables, plus dix neuf hectares de bois taillis sous futaie, situés dans les mêmes communes, tel enfin que ce domaine de Dalles s'étend sans en rien retrancher et sans que les indications de contenance soient limitatives.

Septièmement. — Je donne et lègue également à la ville de Tours, une somme en argent de trois cent mille francs.

La ville de Tours jouira des biens et sommes légués à partir du jour de mon décès, bien qu'elle doive attendre les autorisations administratives pour entrer en possession effective de ces legs.

Ces legs particuliers sont faits à la ville de Tours, à la charge de supporter dans les termes qui viennent d'être exprimés, la rente viagère que j'ai faite à ma femme de chambre et les frais accessoires de ce legs plus, à la charge spécialement de la fondation dont je vais parler, j'ai choisi la ville de Tours, pour recevoir lesdits legs parce que j'ai eu le bonheur d'y mettre au monde mon bien-aimé Gatien, et parce que ce cher enfant a désiré avant de remettre son âme à Dieu que j'y érige un hôpital destiné à recevoir les pauvres enfants malades.

La ville de Tours ne recueillera ces legs qu'à la condition expresse d'employer l'importance à la création et à l'entretien dans l'hôtel de la cour des Prés et dans la petite maison y attenant, immeubles que j'ai achetés dans ce but unique, d'un hôpital pour les enfants pauvres et malades de l'âge de quatre ans à vingt ans. Je désire que les sœurs de Saint Vincent de Paul en aient, autant que cela sera possible, l'administration intérieure sous la direction d'un comité nommé par la ville de Tours et qu'elle composera de personnes notables. Ce comité choisira chaque année un ou plusieurs médecins pour le service médical de l'hôpital, il nommera et révoquera tous employés, fixera les traitements et salaires, et généralement toutes les dépenses de l'établissement. Il réglera le mode d'exploitation des biens de la fondation, passera tous baux, soit de gré à gré, soit aux enchères pour une durée qui n'excédera pas douze ans, et centralisera toutes les recettes, soit dans les mains d'un de ses membres, soit dans les mains d'un employé. Je n'entends du reste déroger à aucune des règles d'administration établies par les lois pour le gouvernement des établissements publics, mon intention est que les pauvres enfants malades de Tours profitent avant tous autres et en tout temps de ma fondation. Néanmoins, je n'interdis pas de recevoir à l'hospice qui sera fondé des enfants de Tours-nord et Tours-sud, mais toutefois sans excéder cette limite des deux cantons de Tours-nord et de Tours-sud.

J'exprime le désir, autant que faire se peut, que mes immeubles qui resteront comme moyen d'entretenir par leurs revenus l'œuvre que je fonde, soient conservés en nature.

L'hôpital sera connu sous le nom de : « Hôpital Gatien de Clocheville. » Je veux qu'au-dessus de la porte, donnant sur la rue et au-dessus de la grille donnant sur le boulevard Béranger, il soit posé une inscription ainsi conçue : « Cet hopital a été fondé pour les enfants pauvres et malades selon le vœu exprimé par Gatien de Clocheville, mort à l'âge de dix-neuf ans. »

Lors de notre partage dans la succession de mon oncle, le marquis de Malet de Coupigny, il y avait une fondation de messes à perpétuité pour le repos des âmes de notre famille, dans laquelle j'ai eu, pour ma part, la charge de faire dire soixante-seize messes par an, à un franc la messe ; je charge la ville de Tours de créer en faveur de la fabrique métropolitaine de Saint-Gatien de Tours, une rente sur l'État Français trois pour cent de cent cinquante francs par an, à charge par cette fabrique de faire célébrer à perpétuité les soixante-seize messes par an dont je suis tenue, ainsi qu'il est expliqué ci-dessus.

Je charge mon légataire universel de créer en faveur de la fabrique de l'église de Saint-Léonard près de Boulogne-sur-Mer, une rente perpétuelle sur l'État Français trois pour cent de trente francs par an, à charge pour cette fabrique de faire célébrer à perpétuité une messe de la valeur de la rente, le douze octobre de chaque année, jour anniversaire de la naissance de mon bien-aimé fils. Je charge aussi mon légataire universel d'acquitter ma part dans la rente annuelle et viagère que ma nièce a faite à Madeleine Duval, sa femme de chambre, ainsi que ma part dans les rentes annuelles et viagères que j'ai faites volontairement avec mes cohéritiers aux anciens domestiques de mon oncle, le marquis de Malet de Coupigny. La rente de Madeleine Duval est pour ma part de cent francs et celles des anciens domestiques de mon oncle est pour ma part en ce moment de cent quatre francs par an.

Je donne et lègue à ma bien chère amie Madame la comtesse de Sénarpont, née Agathe de Toulle, en souvenir de notre très tendre affection, l'aquarelle qui se trouve dans ma chambre à coucher à Paris, et qui représente la Sainte Famille d'après Andréa del Sarto.

Je nomme pour mes exécuteurs testamentaires M. Louis Joseph Martel, ancien magistrat, M. Adolphe de Madre, notaire à Paris, M. Chambert, ancien notaire à Tours et M. le vicomte Gaston Paillhou. Je les charge de s'entendre avec la ville de Tours, et avec le comité que nommera cette ville sur toutes les mesures à prendre pour l'installation de l'hôpital pour la réalisation et l'emploi de partie de mes legs que nécessiteront les frais de première installation, comme appropriation des bâtiments de l'hôtel de la Cour des Prés, acquisition du mobilier, etc. Je prie mes exécuteurs testamentaires de recevoir ici l'expression de ma vive reconnaissance pour le concours tout affectueux qu'ils voudront bien apporter à l'exécution de mes dernières volontés, et je leur demande de vouloir bien accepter chacun un diamant de cinq mille francs.

Je révoque tous les testaments antérieurs, voulant que celui-ci ait seul son plein et entier effet.

Fait en double exemplaire, dans mon appartement de Paris, 10, rue de la Ville-l'Evêque, le 13 juillet 1869.

DE CLOCHEVILLE,
née LOUISE PAULINE DE MALET DE COUPIGNY.

CODICILLE

Par mon testament du 3 juillet 1869, j'ai donné à la ville de Tours une somme en argent de trois cent mille francs, je lui donne et lègue en outre une autre somme en argent de neuf cent mille francs, qui, jointe à la première, formera un total de douze cent mille francs.

Cette somme totale de douze cent mille francs sera payée par mon légataire universel, savoir : quatre cent mille francs sans intérêts dans les trois mois qui suivront l'acceptation régulière et définitive de mes legs par la ville de Tours, dûment autorisée, ci. . . . . 400.000 fr.

Même somme de quatre cent mille fr. suivra ladite acceptation ci . . . . 400.000 fr.

Et les derniers quatre cent mille fr. dans les deux ans qui suivront l'acceptation, ci . . . . 400.000 fr.

Total. . . . . 1.200.000 fr.

Ces deux dernières sommes produiront des intérêts au taux de quatre pour cent par an à compter du jour de l'acceptation de la ville.

Mon légataire universel aura le droit de se libérer par anticipation et même par paiements partiels de cent mille francs au moins.

J'interdis expressément à la ville de Tours d'exiger de mon légataire universel aucune garantie hypothécaire ou autre pour les douze cent mille francs dont il s'agit. J'explique que tous les legs faits par moi, à la ville de Tours, tant par mon testament que par le présent codicille, doivent être employés en entier et exclusivement à la création, au développement et à l'entretien de l'hôpital d'enfants Gatien de Clocheville. Ainsi, le prix à provenir des immeubles légués, dans le cas où ils seraient vendus, en tout ou partie, n'aura pas d'autre destination.

J'explique encore que cet hôpital sera exclusivement affecté aux enfants de la commune de Tours, et que ceux des communes rurales, voisines de Tours, n'auront aucun droit d'y être admis, révoquant en cela la disposition de mon testament applicable aux cantons de Tours-nord et de Tours-sud.

J'exprime le désir qu'un certain nombre de lits soit réservé aux enfants pauvres, nés ou devenus infirmes, ou atteints de maladies incurables.

Pendant le séjour que je viens de faire à Tours, j'ai eu la satisfaction de pouvoir, avec l'assentiment et l'appui sympathique de M. le maire et du Conseil municipal de Tours, commencer moi-même et de mon vivant, l'œuvre à laquelle j'attache tant de prix. Très prochainement, et sous le nom provisoire d'asile Gatien de Clocheville, mon hôtel de la cour des Prés va s'ouvrir et recevoir les enfants malades appartenant à des familles pauvres. Cet asile est placé sous la direction médicale de M. le docteur Bezard et confié aux soins des sœurs de la Charité, dites de la Présentation. En prenant cette initiative, je n'entends porter aucune atteinte aux legs faits à la ville de Tours par mon testament et par le présent codicille.

La ville de Tours prendra mon œuvre dans l'état où elle se trouvera à mon décès, elle aura à la continuer, à la développer et à l'entretenir. Je lui donne et lègue de plus tous les meubles et effets mobiliers qui seront attachés à l'asile au jour de mon décès.

J'explique que la ville de Tours n'aura à sa charge l'entretien de l'Asile qu'à compter du jour de son acceptation des legs qui lui sont faits, et, modifiant en cela ce qui est dit dans mon testament, j'explique encore que la ville de Tours n'aura droit aux revenus des immeubles qui lui sont légués, qu'à partir du jour de son acceptation; jusque là, mon légataire universel supportera toutes les charges annuelles de ma succession, telles que l'entretien de l'asile Gatien de Clocheville et la rente faite à ma femme de chambre Henriette Patou, de même qu'il aura droit à tous les revenus.

Je révoque la disposition de mon testament relative aux sœurs de Saint-Vincent-de-Paul.

Sans en faire une condition, j'exprime le désir que M. le docteur Bezard et les sœurs de la Présentation restent chargés de la direction et des soins à donner à l'œuvre qu'ils veulent bien m'aider à fonder.

Je nomme pour mon cinquième exécuteur testamentaire, M. Adrien Pillet, habitant à Tours, 46, boulevard Heurteloup. Je le prie de vouloir bien accepter, avec mes remerciements, un diamant de la valeur de cinq mille francs.

Fait double, à Tours, le 14 décembre 1880.

De Clocheville,
née Louise-Pauline de Malet de Coupigny.

Je dis fait double à Tours, le 14 décembre 1880.

De Clocheville,
née Louise-Pauline de Malet de Coupigny.

AUTRE CODICILLE

Je révoque la disposition de mon testament par laquelle j'avais nommé M. de Madre, notaire à Paris, l'un de mes exécuteurs testamentaires.

Fait double à Tours, le 22 janvier 1881.

DE CLOCHEVILLE,
née LOUISE-PAULINE DE MALET DE COUPIGNY.

CODICILLE

Je donne et lègue l'usufruit de tout ce que j'ai légué à la ville de Tours, tant aux termes de mon testament que d'un codicille, à M. le vicomte Paillhou, mon légataire universel; avec dispense de faire dresser état des immeubles et de donner caution.

L'usufruitier aura le droit de faire abattre des arbres sur les propriétés soumises à son usufruit pour les réparations des bâtiments dépendant desdites propriétés. Il suffira à l'usufruitier pour sa décharge d'une autorisation préalable du comité d'administration. Les capitaux qui seront payés ou les valeurs remboursées au cours de l'usufruit, seront employés, moitié en rentes sur l'État Français, trois pour cent, et l'autre moitié en obligations des chemins de fer du Nord, Paris-Lyon-Méditerranée ou Orléans, au choix de l'usufruitier.

Je n'impose pas à mon légataire universel l'obligation de conserver cet usufruit pendant toute sa vie. Il pourra y renoncer, si cet usufruit devenait pour lui une charge trop lourde.

Tous les frais et droits sans exception relatifs aux legs faits à la ville de Tours et à l'usufruit que je viens de léguer à M. le vicomte Paillhou seront prélevés sur les capitaux legués à la ville de Tours.

La mort du regretté M. Chambert m'a enlevé l'un de mes exécuteurs testamentaires. Je nomme pour le remplacer, comme exécuteur testamentaire, M. René Faucheux, notaire à Tours ; je le prie de vouloir bien accepter, avec mes remerciements, un diamant de la valeur de cinq mille francs.

Je révoque ce que j'ai dit dans mon testament relativement à la composition d'un comité pour l'asile de la cour des Prés. Je substitue à l'expression « Hôpital » employé dans mon testament, celle de « Asile ».

L'administration de l'asile d'enfants malades que j'ai fondé à Tours, cour des Prés, sera placé sous la direction d'un comité à vie, dont les attributions sont indiquées dans mon testament.

Ce comité sera composé de M. le Docteur Bezard, de Tours, et de tous mes exécuteurs testamentaires, au nombre desquels se trouve M. le vicomte Paillhou, mon légataire universel.

Le comité sera présidé par M. le vicomte Paillhou, et, à son défaut, par un autre de mes exécuteurs testamentaires. Le plus âgé occupera alors la présidence.

Dans toutes les décisions, et en cas de partage, la voix du président sera prépondérante.

A chaque décès de l'un des membres du Comité, il sera pourvu à son remplacement, pendant toute la durée de l'usufruit, par décision des membres survivants du Comité, et, après l'extinction de l'usufruit de M. le vicomte Paillhou par une délibération du conseil municipal de Tours.

M. le vicomte Paillhou devra, sur les revenus provenant de l'usufruit que je lui ai légué, pourvoir aux besoins de ma fondation. Il ne sera pas tenu bien entendu de dépasser le montant de ce qu'il aura touché.

En cas d'insuffisance, M. le vicomte Paillhou serait complètement déchargé en rendant, chaque année, son compte de revenus aux autres membres du Comité.

Fait double à Tours, le 2 avril 1881.

DE CLOCHEVILLE,
née LOUISE PAULINE DE MALET DE COUPIGNY.

CODICILLE

Je dis dans mon testament du 3 juillet 1869, que les enfants malades de quatre ans à vingt ans seront admis dans mon hôpital. Je modifie cette clause de mon testament en spécifiant que les enfants malades de quatre ans à quatorze ans de la ville de Tours, seront seuls admis dans l'Asile Gation de Clocheville, que je viens de fonder.

Je suis en pourparlers depuis quelque temps pour acquérir, au prix de de 70,000 francs l'immeuble de la Calandre, situé à Tours, cour des Près, appartenant à l'hospice général de Tours, et que je tiens à annexer à l'asile Gatien de Clocheville.

Je fais don et legs de cet immeuble à la ville de Tours, sous la condition qu'il servira à agrandir l'asile; je fais ce legs aussi sous toutes les conditions énoncées en mon testament et en mes codicilles, et notamment sous la réserve de l'usufruit au profit de M. le vicomte Paillhou.

Dans le cas où l'affaire ne serait pas achevée à mon décès, elle serait terminée par les soins de mon légataire universel et de la ville de Tours, et le prix serait prélevé sur le montant de ce que j'aurais légué à la ville de Tours.

Fait double à Tours, le 15 juin 1881.

DE CLOCHEVILLE,
née LOUISE PAULINE DE MALET DE COUPIGNY.

CODICILLE

Dans mon codicille du 2 avril 1881 j'ai indiqué la composition du comité d'administration de l'asile Gatien de Clocheville, ce comité sera augmenté de deux autres membres, 1° M. Constantin Scheult, président du Tribunal de Commerce de Tours, demeurant à Tours, rue de la Grandière; et 2° M. Georges Mahoudeau, rentier, demeurant à Tours, rue de la Serpe.

Je sais que ces deux Messieurs aiment à faire le bien, je les prie de vouloir bien s'intéresser à mon œuvre.

En cas d'empêchements de M. Martel, sénateur, comme exécuteur testamentaire, ou à son défaut, je nomme pour le remplacer, Monsieur le Docteur Léon Bezard, demeurant à Tours, Place du Chardonnet.

Je donne et lègue à la ville de Tours, tous mes portraits de famille, mais elle ne pourra en prendre possession qu'au décès de M. le vicomte Paillhou, qui en conservera l'usufruit. Je fais ce legs à la ville de Tours à la charge par elle de placer tous les portraits en question dans l'asile de Clocheville. J'excepte de ce legs mon portrait peint en 1837 par M. Hesse, celui de mon mari, ainsi que celui de mon beau père du même peintre. Je donne et lègue ces trois portraits à la ville de Boulogne-sur-Mer (Pas-de-Calais) pour être placés dans l'annexe Gatien de Clocheville. Ce legs sera net de tous frais et droits.

En fait, à mon décès, la ville de Tours, est appelée à prendre la place de mes héritiers naturels et à continuer ma personne, aussi, je veux de la façon la plus formelle que les lettres de faire part de mon décès soient ainsi libellées :

La ville de Tours vient vous faire part de la mort de Madame Louise Pauline, Comtesse de Malet de Coupigny, veuve de M. Julien Oudart, Comte de Clocheville, Comtesse de Clocheville, fondatrice de l'Asile Gatien de Clocheville décédée le dans sa

Priez Dieu pour elle.

Les lettres de faire part ainsi libellées seront adressées aux personnes qu'indiquera M. le vicomte Paillhou ou, à son défaut, mes exécuteurs testamentaires.

Fait double à Tours, le 18 juillet 1882.

De Clocheville,
née Louise Pauline de Malet de Coupigny.

CODICILLE

Je soussignée, Comtesse de Clocheville, donne et lègue conjointement et par moitié pour chacune d'elles.

1° A Mademoiselle Fanny Eugénie Hitschler et 2° à Mademoiselle Mathilde Hitschler, demeurant actuellement à Paris, rue de la Chaussée d'Antin n° 20, une rente annuelle et viagère de quatre mille francs, soit deux mille francs pour chacune, reversible en totalité sur la tête de la survivante de mes légataires. Je fais ce legs net de tous frais et droits quelconques.

Le service de cette rente sera assuré par un placement de somme suffisante en titres de rente sur l'État trois pour cent qui seront immatriculés au nom de mes légataires pour l'usufruit et indication de la reversibilité et pour la nue propriété au nom de mon légataire universel.

Dans le cas où, de mon vivant, j'aurais déjà assuré tout ou partie de cette rente de quatre mille francs à Mesdemoiselles Hitschler par un placement en rentes sur l'État, le présent legs serait diminué jusqu'à concurrence de ce que j'aurais fait de mon vivant.

Le présent legs est fait à titre alimentaire, incessible et insaisissable et indication de cette condition sera mise dans les titres de rente.

Fait à Tours, le 18 mars 1883.

COMTESSE DE CLOCHEVILLE,
née LOUISE-PAULINE DE MALET DE COUPIGNY.

CODICILLE

Si, à mon décès, je n'avais pas payé le prix de l'immeuble de la Calandre que j'ai acheté de l'hospice de Tours, je veux que ce prix soit soldé par ma succession et non par la ville de Tours.

La destination de l'hôtel de la Cour des Prés et de la Calandre que j'ai légués à la ville de Tours ne pourra jamais être changée. Le tout sera à perpétuité affecté à l'hôpital d'enfants que j'ai fondé.

Fait à Tours, le 2 janvier 1884.

COMTESSE DE CLOCHEVILLE,
née LOUISE PAULINE DE MALET DE COUPIGNY.

ANNEXE N° 2

Acceptation du legs de Mme la comtesse de Clocheville

CONSEIL MUNICIPAL DE TOURS

Séance du 25 Juillet 1884

Le vendredi 25 juillet 1884, à 8 heures du soir, le Conseil municipal de la ville de Tours s'est réuni en séance publique, session extraordinaire, dans la salle de ses délibérations, sur la convocation qui avait été adressée par écrit, à chacun de ses membres, par M. le Maire, le 21 juillet courant, conformément aux articles 48 et 77 de la loi du 5 avril 1884.

La séance est ouverte à 8 heures et demie du soir, sous la présidence de M. Fournier, maire.

Sont présents : MM. Coursière, Fossembas, Letellier adjoints,

Oudin, Leblanc, Trougnou, Degorce, Cantagrel, Garnier, Ducrot, Maillard, Corbeau, Prévost, Jaillier, Michelin, Voisin, Malécot, Béchu, Robert, Blondeau, Badaire, Bouffeteau, Royer, Dry, Blanchard et Dufour.

M. Ducrot, secrétaire, donne lecture du procès-verbal de la dernière séance qui est adopté.

Legs de Mme de Clocheville

M. le Maire donne connaissance au Conseil du testament et des codicilles olographes de madame Louise Pauline de Malet de Coupigny, veuve de M. Julien Oudart-Duquesne, comte de Clocheville, décédée à Tours, le 14 février dernier (1884), ces testament et codicilles, en date à Paris et à Tours des 3 juillet 1869, 14 septembre 1880, 2 avril et 15 juin 1881, 18 juillet 1882 et 2 janvier 1884, ont été déposés au rang des minutes de Me Faucheux, notaire à Tours, le 15 février 1884.

Il résulte de l'ensemble de ces dispositions testamentaires que Mme la comtesse de Clocheville lègue à la ville la nue-propriété des biens et valeurs ci-après énumérés grevés de l'usufruit de M. le vicomte Paillhou.

1° Le vaste hôtel sis à Tours, cour des Prés, où était autrefois le siège de la division militaire, ainsi qu'une petite maison attenant à cet hôtel.

2° Le domaine de Frencq, situé commune de ce nom et sur les communes environnantes (Pas-de-Calais), consistant en bâtiments d'habitation et d'exploitation et en 76 hectares de prés, vergers et terres labourables, et un petit pré sis même commune contenant environ 25 ares.

Cet immeuble est affermé 5,000 fr. par an nets d'impôts.

3° Le domaine de Tubersent, situé commune de ce nom et sur les communes environnantes (Pas-de-Calais), consistant en bâtiments d'habitation et d'exploitation et en 66 hectares de vergers, pâtures et terres labourables.

Cet immeuble est affermé 5,000 fr. par an nets d'impôts.

4° Le domaine d'Hurtevent, sis commune d'Estrées et communes environnantes (Pas-de-Calais), consistant en bâtiments d'habitation et d'exploitation et 135 hectares de vergers, pâtures et terres labourables.

Cet immeuble est affermé 11.750 fr. par an nets d'impôt.

5° Le domaine de Morchies près Bapaume, sis commune de Morchies et communes environnantes (Pas-de-Calais), consistant en bâtiments d'habitation et d'exploitation et en 44 hectares 65 ares de pâturages et terres labourables.

Cet immeuble est affermé 5,500 fr. par an nets d'impôts.

6° Le domaine de Dalles, situé commune de Lacres et autres environnantes (Pas-de-Calais), consistant en bâtiments d'habitation et d'exploitation et en 100 hectares de vergers, prés et terres labourables, plus 10 hectares de bois taillis.

Cet immeuble est affermé 5,500 fr. par an nets d'impôts.

7° Une somme de 1,200,000 fr. en numéraire.

8° Tous les meubles et effets mobiliers attachés à l'asile Gatien de Clocheville au jour du décès de la testatrice.

9° L'immeuble de la Calandre situé à Tours, cour des Prés, acquis par Mme de Clocheville, de l'hospice moyennant le prix de 70.000 fr. (sauf 5 ares 58 c, de terrain dont Mme de Clocheville a disposé depuis son acquisition.)

Ces 70,000 fr. sont encore dus, mais ils doivent être payés par M. le vicomte Paillhou, légataire universel.

10° Et tous les portraits de famille, à l'exception de trois.

L'usufruit de tous les biens légués appartient à M. le vicomte Paillhou, légataire universel de Mme la comtesse de Clocheville à la charge par lui de pourvoir pendant la durée de l'usufruit à tous les besoins de l'asile fondé par Mme de Clocheville, sans être tenu, bien entendu, de dépasser le montant de ce qu'il aurait touché ; en cas d'insuffisance, il serait complètement déchargé, en rendant chaque année son compte de revenus au comité dont il sera ci-après parlé.

M. le vicomte Paillhou est dispensé de faire dresser état des immeubles compris dans son legs d'usufruit et de donner caution pour les valeurs mobilières.

Les capitaux qui seront payés ou les valeurs remboursées au cours de l'usufruit, seront employés moitié en rentes sur l'Etat français 3 0/0 et l'autre moitié en obligations des chemins de fer du Nord, Paris-Lyon-Méditerranée ou Orléans, au choix de l'usufruitier.

Je n'impose pas, dit Mme de Clocheville, à mon légataire universel l'obligation de conserver cet usufruit pendant toute sa vie ; il pourra y renoncer si cet usufruit devenait pour lui une charge trop lourde.

Les biens légués seront employés à l'agrandissement et à l'entretien de l'asile fondé par Mme la comtesse de Clocheville, pour recevoir les enfants pauvres et malades de la ville de Tours exclusivement, âgés de 4 à 14 ans.

Le prix à provenir des immeubles légués, dans le cas où ils seraient vendus en tout ou en partie, n'aura pas d'autre destinction.

Les portraits de famille devront être placés dans l'asile.

Mme de Clocheville a exprimé le désir, autant que faire se pourrait, que les immeubles qui resteraient comme moyen d'entretenir par leurs revenus l'œuvre qu'elle fondait, fussent conservés en nature.

L'établissement doit s'appeler « Asile Gatien de Clocheville. »

Au-dessus de la porte donnant sur la rue et au-dessus de la grille donnant sur le boulevard Béranger, il sera posé une inscription ainsi conçue : « Cet asile a été fondé pour les enfants » pauvres et malades, selon le vœu exprimé par Gatien de Clo- » cheville, mort à l'âge de 10 ans. »

La testatrice exprime le désir qu'un certain nombre de lits soient réservés aux enfants pauvres, nés ou devenus infirmes ou atteints de maladies incurables.

L'asile est placé sous la direction médicale de M. le docteur Bezard et confié aux soins des sœurs de la Charité, dites de la Présentation.

« *Sans en faire une condition* (dit Mme de Clocheville) *j'ex-*
« *prime le désir que M. le docteur Bezard et les sœurs de la*
« *Présentation restent chargés de la direction et des soins à*
« *donner à l'œuvre qu'ils veulent bien m'aider à fonder.*

L'asile sera administré par un comité à vie.

Ce comité choisit des médecins chargés du service médical ; il nomme et révoque tous employés ; il fixe les traitements et salaires et généralement toutes les dépenses de l'établissement ; il règle le mode d'exploitation des biens de la fondation, passe tous baux, soit de gré à gré, soit aux enchères, pour une durée qui n'excédera pas 12 ans, et centralise toutes les recettes, soit dans les mains d'un de ses membres, soit dans les mains d'un employé.

« Je n'entends du reste déroger, ajoute la testatrice, à au-
« cune des règles d'administration établies par les lois pour le
« gouvernement des établissements publics. »

Le comité est composé :

Premièrement. Des quatre exécuteurs testamentaires :

1° M. le vicomte Paillhou.

2° M. Martel, ancien président du Sénat.

3° M. Adrien Pillet.

4° Et M. Faucheux, notaire à Tours.

Deuxièmement. De M. le docteur Bezard.

Troisièmement. De M. Constantin Seheult, président du Tribunal de Commerce de Tours.

Quatrièmement. Et de M. Georges Mahoudeau.

Ce comité sera présidé par M. le vicomte Paillhou, et, à son défaut, par le plus âgé des autres exécuteurs testamentaires.

Dans toute décision et en cas de partage, la voix du président est prépondérante.

A décès de l'un des membres du comité, il sera pourvu à son

remplacement, pendant toute la durée de l'usufruit, par décision des membres survivants du comité, et après l'extinction de l'usufruit de M. le vicomte Paillhou, par une délibération du conseil municipal de Tours.

« *La destination de l'hôtel de la cour des Prés et de la Calan-*
« *dre légués à la ville de Tours ne pourra jamais être chan-*
« *gée ; le tout sera à perpétuité affecté à l'asile d'enfants.* »

Sur les legs faits à la ville doivent être prélevés :

1° Une rente annuelle et viagère de 3,000 francs, léguée à Mlle Désirée Patou, femme de chambre de Mme de Clocheville, qui est à son service depuis 58 ans environ.

Le service de cette rente sera assuré par un placement en rente 3 0/0.

2° Et une rente perpétuelle de 150 francs en faveur de la fabrique de Saint-Gatien, dont le capital doit être fourni en rente 3 0/0.

Tous les frais et droits sans exception relatifs au legs fait à la ville, à l'usufruit de M. le vicomte Paillhou et à la rente de 3,000 fr. faite à Mlle Patou seront prélevés sur les capitaux légués à la ville de Tours.

M. le vicomte Paillhou a consenti la délivrance pure et simple de tous les legs faits à la ville, aux termes d'un acte reçu par Me Faucheux, notaire à Tours, le 26 février 1884.

M. le Maire, avant d'inviter le Conseil à se prononcer, a tenu à s'entourer des renseignements et avis qui lui paraissaient devoir présenter un intérêt pour le Conseil. Il a demandé notamment à Me Faucheux, l'un des exécuteurs testamentaires, de vouloir bien lui fournir une notice faisant connaître la marche et l'organisation du service depuis la fondation de l'asile, les additions et améliorations qui ont été apportées jusqu'à ce jour. D'autre part, M. Oudin, avocat et conseil de la ville, a été prié de rédiger un mémoire sur l'ensemble des dispositions testamentaires, de Mme la comtesse de Clocheville, et spécialement sur certaines clauses qui paraissaient pouvoir éveiller l'attention du Conseil. Ces documents sont à la disposition du Conseil, et, s'il le désire, vont lui être communiqués.

Le Conseil décide qu'il entendra lecture de la note fournie par Mᵉ Faucheux et du mémoire de M. Oudin.

M. le Maire lit la notice fournie par Mᵉ Faucheux et ainsi conçue :

Tours, le 23 juillet 1884

Monsieur le Maire,

Je m'empresse de répondre à votre lettre de ce matin.

L'asile Gatien de Clocheville a été ouvert effectivement le 1er août 1881 avec 16 lits, 8 pour les filles et 8 pour les garçons.

Au 1er janvier 1882, c'est-à-dire 5 mois après l'ouverture, il y avait eu 46 entrées et 30 sorties par suite de guérison. Aucun décès.

Cette situation représentait 1670 journées de maladie.

Des consultations gratuites sont données à l'asile à huit heures du matin ; le nombre à cette époque avait été de 24.

Du 1er janvier 1882 au 1er janvier 1883 il y a eu 122 entrées, compris 13 malades existant au 1er janvier.

117 sorties dont 108 par suite de guérison et 9 morts.

4,087 journées de maladie.

Consultations, 90.

Du 1er janvier 1883 au 1er janvier 1884,

157 entrées, compris 14 malades existant au 1er janvier.

Sorties par suite de guérison, 135.

7 morts.

Il restait à la fin de l'année, 15 malades.

Journées de maladie, 5,156.

Consultations gratuites, 120.

Travaux exécutés ou en voie d'exécution depuis le décès de Mme la comtesse de Clocheville.

1° Réfection entière de la toiture du bâtiment principal ;

2° Pose d'un calorifère dans ce corps de bâtiment, pour le rez-de-chaussée et le premier étage, celui existant étant tout à fait insuffisant et en mauvais état ;

3° Réfection de la plus grande partie des parquets du rez-de-chaussée ;

4° Établissement de nouveaux lieux d'aisances à portée des salles ;

5° Établissement d'un office de cuisine et d'un lavoir de cuisine ;

6° Réfection complète du 1er étage ;

7° Réfection complète du 2e étage ;

8° Réfection de 2 chambres du bâtiment à gauche de l'entrée de l'asile.

9° Tous les papiers du 1er et du 2e enlevés, les plâtres refaits, et le tout peint à l'huile.

Minimum présumé des travaux, 40,000 fr.

Augmentation au 1er octobre 1881.

Au 1er octobre, 2 nouvelles salles ont été ouvertes, ce qui portera le nombre des lits disponibles à 30.

Augmentation du mobilier.

30 lits en ce compris ceux pour les sœurs supplémentaires et les contagieux, ont été commandés chez M. Achard, rue Saint-Lazare.

La lingerie a déjà été augmentée pour le chiffre de 3,000 fr. ; ce chiffre va être porté à 10,000 fr. d'ici le 1er octobre.

Le surplus du mobilier augmenté dans les mêmes proportions ;

Soit au total au 1er octobre prochain 20,000 fr.

Récapitulation des dépenses pour la nouvelle installation.

Immeuble	40,000 fr.
Mobilier	20,000
Ensemble . . .	60,000

Recrutement.

On amène des enfants à la visite, le médecin décide s'il y a lieu de les admettre.

On n'a jamais refusé aucun malade, même ceux atteints de maladies contagieuses, qui ont été soignés à part au 1er étage.

Les malades ont la faculté aussi de se présenter chez le médecin à l'heure de sa consultation, et il délivre, séance tenante, s'il y a lieu, un billet d'entrée.

En cas d'urgence, les parents peuvent venir à la consultation expliquer la situation de leurs enfants, et alors le médecin peut ordonner son transport en voiture à l'asile et aux frais de l'asile.

Les enfants ont toujours été admis sans distinction de nationalité, de religion et autres.

Si vous avez besoin d'autres renseignements, je suis à votre entière disposition.

Veuillez agréer, Monsieur le Maire, l'assurance de mon profond respect.

FAUCHEUX.

M. le Maire invite M. Oudin à donner lecture au Conseil de son mémoire sur le testament de Mme de Clocheville.

M. Oudin s'exprime en ces termes :

Mémoire sur les legs de Madame la comtesse de Clocheville, à la ville de Tours

Le conseil soussigné, avocat, conseiller municipal de Tours, a émis l'avis suivant sur les questions posées, par M. le Maire de Tours, relativement au legs de Mme de Clocheville.

I. Première question.

La clause qui confie le service de l'asile de Clocheville aux sœurs de la Présentation constitue-t-elle une condition formelle de la libéralité, et la ville de Tours, en acceptant le legs, contracte-t-elle l'obligation de conserver les sœurs et de ne pas les remplacer par un personnel laïque?

II. Deuxième question.

La ville de Tours est-elle tenue de respecter rigoureusement la composition du comité d'administration de l'asile, déterminée par Mme de Clocheville, et de n'y apporter aucune modification.

III. Troisième question.

La ville ne pourra-t-elle pas élargir le cercle des admissions à l'asile, c'est-à-dire s'affranchir des conditions d'âge indiquées par le testament et prendre des enfants au-dessous de 4 ans et au-dessus de 14 ans, limite d'âge imposée?

IV. Quatrième question.

Indiquer les autres points tendant à limiter la liberté d'action de la municipalité, soit actuellement, soit dans l'avenir, et donner un aperçu sur l'ensemble des avantages et des charges résultant pour la ville du testament de Mme de Clocheville.

Avant de donner la solution juridique des trois premières questions, et pour répondre à la quatrième question, le conseil soussigné a cru convenable de faire connaître en quelques lignes la bienfaitrice que la ville a trouvée en Mme de Clocheville et l'importance de son œuvre.

Mlle Pauline Malet de Coupigny, née au château de Courset, près Boulogne-sur-Mer, a épousé en 1828 le comte Julien de Clocheville. M. et Mme de Clocheville résidaient à Tours, en 1834, depuis peu de temps, lorsqu'ils eurent la joie de voir naître un fils. Dix-neuf années plus tard, ce fils unique, entouré de la plus vive affection, mourait à Paris, le 31 octobre 1853, emporté par une cruelle maladie, et avec lui ses parents éplorés perdaient l'espoir de voir perpétuer leur nom. Le jeune Gatien de Clocheville, sur son lit de mort, comprenant la profonde douleur de ses parents et voulant leur ménager une consolation, adressa à sa mère ces paroles : — « C'est à Tours que vous avez eu un instant de « bonheur, je vous demande d'y faire construire un hôpital « pour les enfants pauvres et malades ».

Magnifique pensée, qui dénote bien l'âme généreuse, le cœur élevé de ce jeune homme. Cette grande pensée fut son testament !

Et Mme de Clocheville, considérant ce désir comme un devoir sacré à remplir, n'a jamais songé qu'à l'exécution du vœu de son fils chéri.

Après ce triste événement, Mme de Clocheville donna ses soins et son affection et servit pour ainsi dire de seconde mère à un jeune homme, fils d'une famille aussi distinguée que celle des Clocheville, et qui lui était unie par l'amitié la plus vive. M. le vicomte Gaston Paillhou avait perdu de bonne heure sa mère et il était l'ami de Gaston de Clocheville. Il resta auprès de M. et Mme de Clocheville, cherchant à les consoler, à les soutenir dans leur affliction, et leur apportant un dévouement sûr et une collaboration empressée dans tous leurs actes de bienfaisance.

M. de Clocheville est décédé en 1879, laissant à la ville de Boulogne-sur-Mer une somme de deux millions pour la création d'un hôpital destiné aux pauvres malades de l'arrondissement.

Mme de Clocheville, après la mort de son mari, dès l'année 1880, fit commencer dans le vaste immeuble qu'elle avait acquis entre le boulevard Béranger et la Cour des Prés, les travaux d'appropriation nécessaires pour la fondation d'un hôpital d'enfants malades. Dès le 9 août 1881, fut inauguré cet hôpital sous le nom d'Asile de Clocheville, en présence des membres de la municipalité et d'une foule de notabilités de la ville venues sans aucune distinction d'opinion ni de parti.

Il n'est pas besoin d'insister sur les avantages inappréciables pour la ville de Tours de cette belle et généreuse création. Le conseil municipal de Tours, dans sa séance du 9 décembre 1880, a pris à l'unanimité la délibération suivante :

» Persuadé que la création d'un asile destiné à recevoir les « enfants pauvres et malades répond à un besoin urgent et « qu'elle ne peut être que favorablement accueillie par tous, le « Conseil prie l'administration municipale de vouloir bien « transmettre à Mme la comtesse de Clocheville l'expres- « sion de ses bien vives sympathies et de sa profonde recon- « naissance pour sa généreuse libéralité. »

Mme de Clocheville est décédée depuis le 14 février 1884, laissant à la ville de Tours un legs magnifique ; et le Conseil municipal apprenant son décès, au moment où il était réuni, le 15 février, voulut donner un témoignage de reconnaissance et de respect à la mémoire de cette femme de bien, et leva la séance en signe de deuil.

Des funérailles splendides ont été faites par la ville entière à Mme de Clocheville, et ainsi le sentiment public a ratifié le tribut d'admiration et de gratitude que l'administration municipale avait voulu avec raison lui payer avec éclat.

Mme de Clocheville a laissé un testament olographe et sept codicilles. Il résulte de l'ensemble de ces dispositions testamentaires que Mme de Clocheville a légué à la ville de Tours la propriété d'immeuble, d'une valeur considérable, et notamment du superbe hôtel qu'elle possédait entre le boulevard Béranger et la Cour des Prés, ainsi que d'une maison contiguë qu'elle avait acquise d'une demoiselle Voisin et de l'immeuble de la Calandre, situé Cour des Prés et acquis de l'hospice de Tours ; qu'elle a en outre légué à la ville une somme de un million deux cent mille francs espèces, et tous les meubles et objets mobiliers attachés à l'asile au jour de son décès.

La testatrice a réservé l'usufruit de tous les biens légués à la ville à M. le vicomte Paillhou, à la charge d'en affecter les revenus aux besoins de sa fondation ; mais elle a ajouté ces mots :

« Je n'impose pas à mon légataire universel l'obligation de « conserver cet usufruit pendant toute sa vie ; il pourra y re- « noncer, si cet usufruit devenait pour lui une charge trop « lourde. »

Les charges et conditions imposées par la testatrice à la ville sont les suivantes :

La ville doit payer une rente annuelle et viagère de 3,000 francs à Mlle Désirée Patou, ancienne femme de chambre de Mme de Clocheville.

Tous les frais et droits relatifs aux legs faits à la ville de Tours à l'usufruit de M. Paillhou, et à la rente viagère sus-indiquée, sont à la charge de la ville, mais doivent être prélevés sur la somme de 1,200,000 fr. qui lui est léguée en argent.

Les revenus des biens légués doivent être employés à la création, à l'agrandissement et à l'entretien de l'asile fondé par Mme de Clocheville et destiné à recevoir des enfants pauvres et malades de l'âge de 4 à 14 ans. Mais il est bien entendu que la ville ne doit exécuter cette obligation qu'après l'extinction de l'usufruit de M. le vicomte Paillhou, qui, en conservant l'usufruit, doit pourvoir sur les revenus qui en proviennent aux besoins de la fondation, c'est-à-dire de l'asile. Mme de Clocheville a légué tous ses portraits de famille à la ville sous la condition qu'ils seraient placés dans l'asile Gatien de Clocheville. Enfin elle a exprimé le désir que ses immeubles, autant que possible, soient conservés en nature. Le prix à provenir des biens légués, s'ils étaient vendus, et tous les objets légués doivent être employés à la création, à l'entretien et au développement de l'asile.

L'établissement créé doit porter le nom de : Asile Gatien de Clocheville ; et la ville doit faire apposer au-dessus de la porte donnant sur la rue cette inscription : « Cet asile a été fondé » pour les enfants pauvres et malades, selon le vœu exprimé » par Gatien de Clocheville, mort à l'âge de 10 ans. »

L'asile doit être exclusivement affecté aux enfants de la commune de Tours.

I

En dehors de ces charges et conditions, Mme de Clocheville, après avoir expliqué qu'elle avait placé l'asile sous la direction médicale de M. le docteur Bezard, et qu'elle avait confié le service aux sœurs de la Présentation, a ajouté textuellement ce qui suit :

« Sans en faire une condition, j'exprime le désir que M. le « docteur Bezard, et les sœurs de la Présentation restent char- « gés de la direction et des soins à donner à l'œuvre qu'ils « veulent bien m'aider à fonder. »

L'administration municipale s'est préoccupée de la question de savoir si elle avait le droit de laïciser le personnel de l'asile, c'est-à-dire de remplacer les sœurs de la Présentation par des infirmières laïques.

Il est de toute évidence et hors de discussion qu'un simple désir exprimé par un donateur ne peut être assimilé à une condition formelle à l'accomplissement de laquelle une libéralité serait subordonnée. On admet seulement que la personne, objet d'une libéralité, est moralement tenue de respecter les désirs, les intentions du donateur.

On ne saurait donc prétendre que Mme de Clocheville ait entendu faire du maintien des sœurs de la Présentation dans son asile une condition de son legs à la ville de Tours. Il n'y a eu de sa part que la manifestation d'un désir et d'une intention respectables.

Il ne faut pas cependant en tirer la conséquence que la ville de Tours puisse faire immédiatement la laïcisation. En effet, il résulte du rapprochement des clauses du testament du 3 juillet 1869 et de celles du codicille du 14 décembre 1880, que Mme de Clocheville, après avoir pensé à laisser à la municipalité de Tours le soin de créer l'asile et à l'investir du droit de nommer et choisir les membres du comité devant administrer l'établissement, est revenue sur sa détermination. Dans l'intervalle de ces deux actes testamentaires, elle avait elle-même commencé les travaux d'appropriation de l'asile, inauguré en fait le 9 juin 1881 ; et, dans son codicille de 1880, changeant ses dispositions premières, elle a elle-même désigné les membres du comité, réglé ses attributions et formellement déclaré qu'elle n'entendait pas déroger aux lois et règlements réglant le mode d'administration des établissements publics.

A notre avis Mme de Clocheville a assimilé le comité d'administration de son asile aux Commissions administratives créés par la loi pour les établissements hospitaliers. L'hospice de Tours est administré par une Commission administrative dont les membres, en dehors du Maire, président-né de droit, ne sont point pris dans la municipalité. Le bureau de bienfaisance est dans les mêmes conditions. Eh bien, Mme de Clocheville a voulu créer le même état de choses dans son asile, et elle l'a déclaré. L'administration municipale de Tours n'a donc aucun droit de s'immiscer actuellement, et pendant toute la durée de l'usufruit de M. le vicomte Paillhou, dans l'administration de l'asile. Elle ne pourrait donc à aucun point de vue revendiquer le droit de laïciser pendant le même laps de temps.

La testatrice a dit ceci : « Le comité sera présidé par M. le « vicomte Paillhou et, à son défaut, par un de mes exécu- « teurs testamentaires... » etc... puis encore : « à chaque « décès de l'un des membres du comité, il sera pourvu à son « remplacement pendant toute la durée de l'usufruit par « décision des membres survivants du comité, et, après l'ex- « tinction de l'usufruit de M. le vicomte Paillhou, par une « délibération du Conseil municipal de Tours. »

On voit par conséquent que, pendant la durée de l'usufruit de M. le vicomte Paillhou, il n'y a pas à songer à une laïcisation. Si cet usufruit venait à prendre fin, la question ne pourrait être soulevée qu'au sein du comité d'administration, et en la même forme qu'elle pourrait être décidée, sous l'empire de nos lois actuelles, par les commissions administratives des établissements hospitaliers. L'Administration municipale et le Conseil municipal pourraient provoquer la laïcisation, comme ils peuvent le faire aujourd'hui à l'hospice ou au bureau de bienfaisance, mais ce sont toujours les Commissions administratives qui statuent. La seule différence considérable qu'il faut signaler est celle-ci : c'est que, à la différence des libéralités faites au bureau de bienfaisance, sous la condition de conserver un personnel congréganiste, le legs de Mme de Clocheville laisse le droit de laïcisation à la ville et s'en remet à sa sagesse.

II

Ce que nous venons de dire, à propos de la faculté de laïcisation du comité d'administration de l'asile de Clocheville, suffit pour faire comprendre la solution à donner à la deuxième question de M. le Maire.

Mme de Clocheville, revenant sur ses dispositions testamentaires de 1869, n'a pas laissé à la ville le soin et le droit d'organiser le comité d'administration, devant présider avec elle à la fondation de son œuvre. Sa volonté formelle est manifestée d'une façon claire, nette, précise et impérative.

La municipalité doit se désintéresser de la question jusqu'à l'extinction de l'usufruit de M. le vicomte Paillhou. Ce n'est qu'à partir de ce moment que la testatrice confère au conseil municipal le droit de nomination des membres du comité.

III

La troisième question posée doit recevoir la même solution : la municipalité ne peut rien modifier.

En principe, un testateur est libre de subordonner la libéralité faite par lui à l'accomplissement de telle ou telle condition qu'il lui plaît indiquer, pourvu qu'elle ne soit pas impossible, contraire aux lois ou aux mœurs.

Or, il est indiscutable que Mme de Clocheville, en fait, avait le droit de décider qu'en fondant un hôpital pour les enfants pauvres et malades, elle voulait qu'on ne reçût dans cet établissement que des enfants au-dessus de tel âge et au-dessous de tel âge. Une semblable condition n'a rien d'illicite et se comprend parfaitement.

Il faut donc dire que Mme de Clocheville ayant déclaré par un quatrième codicille du 15 juin 1881, que les enfants de 4 à 14 ans seraient seuls admis dans l'asile, la ville de Tours n'a pas la faculté de s'affranchir de ces conditions d'âge et doit au contraire s'y conformer rigoureusement.

Toutefois, Mme de Clocheville, dans son codicille du 14 décembre 1880, a « *exprimé le désir qu'un certain nombre de lits* « *soit réservé aux enfants pauvres nés ou devenus infirmes,* « *ou atteints de maladies incurables.* » Cette clause permet au comité d'administration de l'asile de recevoir des enfants de cette catégorie sans condition d'âge. C'est la seule dérogation autorisée à la condition sus-indiquée.

En résumé : 1° La ville doit accepter le legs de Mme de Clocheville, et elle y trouvera des avantages considérables.

2° Le legs n'est point fait sous la condition que la ville ne laïcisera jamais le personnel de l'asile. Toutefois, avant comme après l'extinction de l'usufruit de M. le vicomte Paillhou, la laïcisation ne pourrait avoir lieu qu'en vertu d'une décision du comité d'administration de l'asile. L'administration municipale n'a en tout cas aucun moyen d'action pour faire prendre actuellement l'initiative de cette mesure.

3° La ville de Tours n'a pas à s'immiscer avant la cessation de l'usufruit de M. le vicomte Paillhou, dans la composition du comité, le choix, la nomination et le renouvellement de ses membres. Elle est tenue de respecter les choix et nominations faits, ainsi que l'organisation établie par Mme de Clocheville.

4° Enfin, l'administration municipale ne saurait s'affranchir de l'obligation de respecter les conditions exigées pour l'admission des enfants dans l'asile. C'est au comité d'administration qu'il appartient de statuer sur l'admission des enfants, et il est obligé de se conformer scrupuleusement aux intentions de Mme de Clocheville.

5° Mme de Clocheville a laissé seulement toute latitude aux administrateurs de l'asile pour recevoir, sans condition d'âge, des enfants pauvres, nés ou devenus infirmes, ou atteints de maladies incurables.

Délibéré à Tours, le 10 juillet 1884.

M. OUDIN, avocat.

M. Corbeau, tout en rendant hommage à la libéralité de Mme de Clocheville, dit qu'il est bien permis de constater que cette libéralité ne profitera qu'à une catégorie de la population, les bien pensants, les croyants. Il s'écoulera en effet un très long temps avant que les libres penseurs puissent envoyer à l'asile de Clocheville leurs enfants malades, parce qu'ils ne voudront pas les confier à un personnel qui leur inculquerait des croyances superstitieuses et des idées d'un autre âge. Il exprime les regrets que cette situation a fait naître; mais, cette observation faite, il déclare être prêt, dans l'intérêt de la ville, à voter l'acceptation du legs.

M. Maillard dit ne pas comprendre le but de l'observation faite par M. Corbeau ; on est en présence d'un legs à accepter ou à répudier, voilà la situation qui doit se résoudre selon lui, par une réponse affirmative et sans aucune restriction.

M. Corbeau répond qu'en manifestant son regret, il n'a fait qu'user de son droit et ne pense pas l'avoir outrepassé.

La discussion est close.

M. le Maire met aux voix l'acceptation du legs de Mme de Clocheville.

A l'unanimité, le Conseil accepte ce legs.

ANNEXE N° 3

Délivrance à la ville de Tours des legs de Mme la comtesse de Clocheville.

ACCEPTATION DE CES LEGS PAR MONSIEUR LE MAIRE DE TOURS

D'un acte reçu par Me Faucheux, notaire à Tours, le 18 août 1888, enregistré, il a été extrait littéralement ce qui suit :

M. le vicomte Paillhou, en sa qualité de légataire universel de Mme la comtesse de Clocheville, déclare par ces présentes faire la délivrance pure et simple.

A la ville de Tours, ce qui est accepté pour la dite ville par M. le Docteur Fournier en sa qualité de maire et, en vertu des autorisations spéciales à lui conférées par deux décrets des 25 mars 1887 et 28 juillet 1888 :

De la nue-propriété pour y réunir l'usufruit au jour du décès ou de la renonciation de M. le vicomte Paillhou, de tous les meubles et objets mobiliers, portraits de famille, deniers comptants et immeubles légués à la ville de Tours par Mme la comtesse de Clocheville aux termes de ses testament et codicilles et dont la désignation est établie dans un inventaire dressé par Me Faucheux, notaire à Tours, le 14 mars 1884.

M. le docteur Fournier, en sa qualité de Maire, déclare obliger la ville de Tours à l'exécution de toutes les charges et conditions imposées par la testatrice, sans aucune exception ni réserve, et notamment à développer et entretenir à perpétuité l'« asile Gatien de Clocheville. »

ANNEXE N° 4

1er Décret

PRÉFECTURE D'INDRE-ET-LOIRE

LE PRÉSIDENT DE LA RÉPUBLIQUE FRANÇAISE

Sur le rapport du Président du Conseil, Ministre de l'Intérieur et des Cultes;

Vu les testament et codicilles olographes de la dame Louise, Pauline de Malet de Coupigny, veuve du sieur Julien Oudard Duquesne de Clocheville, en date des 3 juillet 1869, 14 décembre 1880, 15 juin 1881 et 18 juillet 1882;

Vu l'acte de décès de la testatrice;

Vu le consentement du légataire universel et les réclamations des deux héritiers naturels;

Vu les avis du Préfet d'Indre-et-Loire, de l'archevêque de Tours et du Ministre de l'Instruction publique et des Beaux-Arts;

Vu les autres pièces de l'affaire;

Vu l'article 910 du code civil et les ordonnances royales des 2 avril 1817 et 14 janvier 1831 ;

Le Conseil d'État entendu :

DÉCRETE

ARTICLE PREMIER

Le maire de Tours (Indre-et-Loire) au nom de cette ville est autorisé à accepter, aux charges, clauses et conditions imposées, le legs en une propriété à elle fait par la dame Louise Pauline de Malet de Coupigny, veuve du sieur Julien Oudart-Duquesne de Clocheville, suivant ses testament et codicilles olographes des 3 juillet 1869, 14 décembre 1880, 15 juin 1881 et 18 juillet 1882, à charge notamment de développer et d'entretenir à perpétuité l'asile créé par la testatrice pour les enfants pauvres et malades de ladite ville, ledit legs consistant en divers immeubles évalués 1,430,000 fr. en deux sommes s'élevant ensemble à 1,200,000 fr. dans tous les meubles et effets mobiliers qui seront, lors du décès de la testatrice, affectés à l'usage de l'asile précité, et dans plusieurs portraits de famille d'une valeur approximative de 5,000 francs.

A l'extinction de l usufruit, il sera statué sur les conditions d'existence et de fonctionnement de l'établissement.

ARTICLE 2

Le Trésorier de la fabrique de l'église métropolitaine de Saint-Gatien à Tours (Indre-et-Loire) est autorisé à accepter les libéralités résultant ;

1° De la disposition du testament olographe du 3 juillet 1869, aux termes duquel la dame Louise Pauline de Malet de Coupigny, veuve du sieur Julien Oudart-Duquesne de Clocheville, a imposé à la ville de Tours, comme condition des legs faits en sa faveur, l'obligation de remettre à la fabrique une rente 3 0/0 sur l'État de 150 francs, pour la célébration de 76 messes chaque année.

2° De l'acte notarié, en date du 4 novembre 1884, aux termes duquel le sieur Paillhou, légataire universel de la testatrice a fait donation à l'établissement ecclésiastique d'une rente 3 0/0 sur l'Etat de 192 francs destinée à compléter la somme nécessaire à l'acquit intégral de la fondation sus-mentionnée.

Ces deux rentes s'élevant ensemble à 342 francs « seront réunies en une seule inscription qui sera immatriculée au nom de la fabrique de l'église de Saint-Gatien de Tours, avec mention sur l'inscription de la destination des arrérages.

Il sera fait mention également aux budgets de la fabrique, tant à l'actif qu'au passif des revenus et charges en provenant.

Le Trésorier devra justifier de l'accomplissement de ces formalités auprès du préfet.

ARTICLE 3

Le Président du Conseil, Ministre de l'Intérieur et des Cultes, est chargé de l'exécution du présent décret.

Fait à Paris, le 25 mars 1887.

Signé : JULES GRÉVY.

Par le Président de la République.

Le Président du Conseil, Ministre de l'Intérieur et des Cultes.

Signé : RENÉ GOBLET

Pour ampliation :

Le Directeur du Personnel et du secrétariat.

Signé : R. ALLAIN-TARGÉ.

Pour copie conforme :

Le secrétaire général.

Signé : LARDIN DE MUSSET.

Pour copie conforme :

Le Maire :

Signé : LOISEAU, adjoint.

ANNEXE N° 5

3e Décret

DÉPARTEMENT D'INDRE-ET-LOIRE

LIBERTÉ — ÉGALITÉ — FRATERNITÉ

PRÉFECTURE D'INDRE-ET-LOIRE

Le Président de la République Française,

Sur le rapport du Président du Conseil, Ministre de l'Intérieur ;

Vu les testaments et codicilles olographes de la dame Louise Pauline de Malet de Coupigny, veuve du sieur Julien Oudart-Duquesne de Clocheville, en date des 3 juillet 1869, 14 décembre 1880; 15 juin 1881 et 18 juillet 1882 ;

Vu le décret du 25 mars 1887 qui a statué sur les libéralités faites par ladite testatrice en faveur des divers établissements et notamment à la ville de Tours (Indre-et-Loire) ;

Vu les réclamations du légataire universel et des exécuteurs testamentaires des 3 septembre 1887 et 31 janvier 1888 ;

Vu la lettre du Maire de Tours, en date du 7 février 1888;

Vu l'avis du Préfet d'Indre-et-Loire, du 10 février de la même année;

Vu la note de la section de l'Intérieur de l'Instruction publique, des cultes et des Beaux-Arts, du Conseil d'État, en date du 15 mai 1888 ;

DÉCRÈTE

ARTICLE PREMIER

Est rapportée la disposition contenue dans le deuxième paragraphe de l'article premier du décret sus-visé du 25 mars 1887.

ARTICLE 2

Le Président du Conseil, Ministre de l'Intérieur, est chargé de l'exécution du présent décret.

Fait à Paris le 28 juillet 1888.

Signé : CARNOT.

Par le Président de la République.
Le Président du Conseil, Ministre de l'Intérieur.
Signé : C. FLOQUET.

Pour ampliation.
Pour le Directeur du Personnel du Secrétariat.
Le Directeur de l'assistance publique et des Institutions de prévoyance.
Signé : MONOD

Pour copie conforme :
Le Secrétaire Général,
Signé : O. DEVOISINS.

Pour copie conforme :
Le Maire,
Signé : LOISEAU, adjoint.

ANNEXE N° 6

Testament de M. le vicomte Paillhou

Ceci est mon testament.

Je recommande mon âme à Dieu, je le prie de me pardonner mes fautes, et de me recevoir dans sa sainte miséricorde.

Je veux être enterré près de mon père et de ma mère, dans mon caveau du cimetière d'Auteuil, près Paris, la cérémonie funèbre aura lieu à Auteuil.

J'institue pour mon légataire universel en toute propriété et jouissance, mon cousin Henri de Bodinat, capitaine de chasseurs à cheval, actuellement en garnison à Verdun (Meuse).

Je donne et lègue à la commune de Lavault Sainte-Anne près Montluçon (Allier), aux conditions ci-dessus indiquées, les biens ci-après désignés :

1° Toute la propriété de la Brosse, située commune de Lavault Sainte-Anne près Montluçon (Allier). La locature des Iles, située commune de Montluçon, fait partie de la propriété de la Brosse.

2° Toute la propriété de la Souche, située sur les communes

de Doyet, Villefranche et Montvicq, canton de Montmarault (Allier).

3° Toute la propriété de la Chassignolle, située sur la commune de Doyet, et communes environnantes, telle qu'elle s'étend et se comprend sans en rien retrancher.

4° Toute la propriété des Places, située sur les communes de Jenzat et du Mayet d'École, arrondissement de Gannat (Allier).

5° Le domaine de Chire-Bouteix, commune de Lussat (Creuse).

6° Une somme en argent de quatre cent mille francs.

La commune de Lavault Sainte-Anne ne recueillera ces legs qu'à la condition expresse d'en employer l'importance à la création et à l'installation dans le château de la Brosse, agrandi ou reconstruit, d'un hôpital destiné à recevoir gratuitement les malades pauvres appartenant à des communes de l'arrondissement de Montluçon ou communes étrangères à cet arrondissement, et qui seront désignées par mes exécuteurs testamentaires. Les communes de Lavault Sainte-Anne, de Doyet, de Montvicq et de Villefranche d'Allier devront avant toutes autres être désignées. Un service spécial pour les enfants malades sera créé dans l'hôpital. La commune de Lavault Sainte-Anne devra également fonder dans une des dépendances de la Brosse, non loin de l'hôpital, mais de façon cependant à ce que ces établissements ne se gênent nullement, un asile pour les petites filles et un orphelinat agricole pour les petits garçons. Les petites filles et les petits garçons qui seront reçus dans ces deux établissements devront appartenir aux communes désignées par mes exécuteurs testamentaires.

Les communes de Lavault Sainte-Anne, de Doyet, de Montvicq et de Villefranche d'Allier, devront avant toutes autres être désignées. Dans le cas où, après prélèvement des sommes nécessaires à l'installation des œuvres dont je viens de parler, la commune de Lavault Sainte-Anne se trouverait avoir, par une succession, des revenus suffisants pour créer, dans les dépendances de la propriété de la Brosse, une quatrième œuvre, je désire que cette dernière soit affectée au soulagement des enfants incurables des deux sexes appartenant à des communes qui seront désignées par mes exécuteurs testamentaires. Les communes de Lavault Sainte-Anne de Doyet, de Montvicq et de Villefranche d'Allier, devront avant toutes autres, être désignées, ainsi que celles de Jenzat et du Mayet d'Ecole près Gannat et celle de Lussat (Creuse).

L'hôpital, l'asile, l'orphelinat agricole et le refuge porteront le nom de « charité ». Les différentes salles de ces différentes œuvres devront recevoir les noms suivants : Caroline, Pauline, Fanny, Anna, Elisabeth, Sarah, Louis, Gatien, Henri, Gaston. Les Sœurs de la Présentation de la Sainte-Vierge de Tours (Indre-et-Loire) ou les sœurs de la Présentation de Marie (Ardèche) desserviront les œuvres que je fonde. Je laisse à mes exécuteurs testamentaires le droit de faire un choix entre ces deux ordres religieux. Dans le cas, où pour une raison quelconque, la commune de Lavault Sainte-Anne (Allier) laisserait, à partir de l'autorisation de l'État, deux années s'écouler sans exécuter mes volontés, je donne et lègue à la commune de Néris (Allier) tous les biens et tous les capitaux que celle de Lavault Sainte-Anne doit recueillir, et ce, bien entendu, à la charge par elle de créer à Néris toutes les œuvres que j'entends fonder.

La commune de Lavault Sainte-Anne ne jouira des biens et des capitaux légués qu'à partir du jour où elle aura été autorisée par l'État à les accepter.

J'exprime le désir que mes immeubles soient autant que possible conservés en nature.

Je donne à ma cousine Ernestine Salles d'Escoublanc, demeurant actuellement à Bordeaux (Gironde), une somme de cinquante mille francs, nette de tous droits de mutation.

Je donne et lègue à Mesdemoiselles Fanny et Mathilde Hitschler, une rente annuelle et viagère de quatre mille francs, qui leur sera délivrée, nette de tous frais, même de droits de mutation. En cas de décès de l'une de ces demoiselles, la survivante recevra l'intégralité de cette rente viagère.

Je nomme pour mes exécuteurs testamentaires, Messieurs Faucheux, notaire à Tours, 60, rue Nationale et Gaston Fayolle, avocat à Montluçon, (Allier). Je donne à chacun de mes exécuteurs testamentaires, un diamant de cinq mille francs qui leur sera délivré net de tous frais. Mes exécuteurs testamentaires auront la saisine. Je leur donne ici les pouvoirs les plus étendus en toutes choses, et spécialement au point de vue de la création et de l'organisation des œuvres de charité que je veux créer.

Je lègue à la fabrique de l'église de Doyet (Allier) une rente annuelle de mille francs en trois pour cent français à la charge par elle de faire dire chaque année à Doyet, un service anniversaire le 16 juillet (de chaque année), à la mémoire des familles de Courtais et Paillhou et à la charge d'entretenir à perpétuité le monument funéraire de la famille de Courtais, ainsi que la chapelle romane, placée à côté de la nouvelle église. La fabrique de l'église de Doyet devra également faire dire pour le repos de mon âme vingt-cinq messes par an, et ce, pendant vingt ans.

Je lègue à mesdemoiselles Fanny et Mathilde Hitschler tous les meubles meublants qui se trouveront le jour de mon décès dans la chambre qu'elles habitent à la Résidence. Ces demoiselles auront le droit d'habiter la Résidence sans loyer et même sans impôts, pendant un an, à partir du jour de mon décès.

Je lègue à la ville de Tours (Indre-et-Loire) la nue-propriété de mon hôtel de Tours, boulevard Béranger n° 47. Je fais ce legs sous la conditon expresse que mon hôtel sera annexé à l'asile Gatien de Clocheville, et, sous aucun prétexte, ne pourra servir à un usage étranger à l'asile Gatien de Clocheville. J'entends que l'usufruit profitera à mon légataire universel. Je charge la ville de Tours de faire dire, à perpétuité, une messe tous les jours dans la chapelle de l'asile Gatien de Clocheville. Ces messes devront être dites aux intentions de Monsieur le comte et de Madame la comtesse de Clocheville, à celle de mon ami Gatien de Clocheville et à la mienne.

Je lègue à Louis Bardet, s'il est encore à mon service au jour de mon décès, une rente annuelle et viagère de douze cents francs qui lui sera délivrée nette de tous frais, même de droits de mutation. Cette rente devra être payée à Louis Bardet, à Doyet (Allier) et sans aucun frais pour lui. Au décès de Louis Bardet, cette rente sera reversible, pour une moitié, sur la tête de Virginie Durin, sa femme, si elle est encore à mon service lors de mon décès, et, pour l'autre moitié, sur les têtes de Théodorine et de Louise Bardet, ses filles. Une rente de cinq cents francs par an sera allouée à Virginie Bardet (née Durin) pour l'entretien de mes deux chiens de la Chassignole, Perra et Jaunet, cette rente sera réduite à 250 fr. à la mort d'un des chiens et elle s'éteindra complètement avec la vie du dernier.

Une somme de deux mille francs sera remise, à leur majorité, à chacune des petites orphelines Barret et Guiet, que je fais élever en ce moment par les religieuses de Doyet. Cette somme devra être nette de tous frais, même de droits de mutation.

Je lègue une somme de vingt mille francs à Mademoiselle Cécile Dhieux, en souvenir du vif intérêt que lui portait Madame la comtesse de Clocheville. Cette somme lui sera délivrée nette de tous frais, même de droits de mutation. M. Ferdinand Dhieux, père de Cécile Dhieux, habite Boulogne-sur-Mer, rue Louis-Duflot.

Je donne et lègue à la ville de Tours, pour être placés et conservés dans l'asile Gatien de Clocheville, tous les meubles meublants, ainsi que les tableaux, qui se trouveront au jour de mon décès, dans la chambre qu'occupait Mme la comtesse de Clocheville à la Résidence, ce legs lui sera délivré ne de tous frais.

Je lègue à la ville de Tours (Indre-et-Loire), tous les portraits de famille que j'ai fait placer dans l'asile Gatien de Clocheville. Ces portraits ne pourront jamais en être enlevés, sous quelque prétexte que ce soit.

Je lègue à la ville de Montluçon (Allier) une somme de cent mille francs. Cette somme devra être intégralement employée sous le contrôle de mes exécuteurs testamentaires, aux besoins de l'asile de Courtais. Quatre lits dans cet asile devront être affectés gratuitement et à perpétuité à des vieillards appartenant aux communes de Lavault Sainte-Anne et de Doyet (2 pour Lavault Sainte-Anne et 2 pour Doyet). Ce legs sera délivré net de tous frais.

Je lègue à l'hôpital de Montmarault (Allier), une somme de cinquante mille francs, à la charge de recevoir gratuitement et à perpétuité trois malades de la commune de Doyet (Allier). Le nom de (de Courtais) devra être donné, soit à une salle, soit à une partie de cet hôpital. Ce legs devra être délivré net de tous frais, même de droits de mutation.

Je lègue à Monsieur Maurice des Gozis, demeurant à Montluçon (Allier), ma pendule-réveil, et les reproductions de l'Alhambra de Grenade qui se trouvent à Tours. Ces legs lui seront délivrés nets de tous frais, même de droits de mutation.

Je lègue à Madame de Coniac, née Martel, une des soupières en argent frappées au marteau, qui ont appartenu à notre vénérée amie, Madame la comtesse de Clocheville. Je lui fais don également de la pendule en biscuit de Sèvres forme vase qui provient de la Chassignolle. Ces legs seront délivrés nets de tous frais, même de droits de mutation.

Je lègue à Madame la baronne Amaury de Coutes, née Dodge, la seconde soupière en argent frappée au marteau, qui a appartenu à sa très chère cousine, Madame la comtesse de Clocheville. Je lui fais don également de vingt-cinq assiettes de porcelaine de Chine à prendre parmi les plus belles de ma collection. Ces assiettes seront choisies par le baron Amaury de Contes, à qui je lègue le cabinet en porcelaine de Sèvres, qui se trouve dans la vitrine en bois de rose du petit salon de la Résidence. Ces legs leur seront délivrés nets de tous frais, même de droits de mutation.

Je donne à Madame Marcotte de Quivières, née Adam, les deux figurines en porcelaine de Saxe (la Fileuse et le Rémouleur) qui se trouvent dans le petit salon de la Résidence à Tours. Ces deux figurines ont appartenu à notre si chère amie, Madame la comtesse de Clocheville. Ce légue sera délivré à Madame Marcotte de Quivières net de tous frais, même de droits de mutation.

Je laisse à mon légataire universel la charge de payer aux sœurs de la Présentation de Marie pendant tout le temps qu'elles resteront à Doyet à la tête de leur école, une rente annuelle de mille francs, qui ne se confondra pas avec celle de mille francs que leur a léguée ma tante, Madame de Courtais.

Je lègue une somme de vingt-cinq mille francs à la commune de Doyet (Allier), pour qu'elle fasse ériger à Doyet sur la place de Courtais, à la mémoire de mon oncle le vicomte Henri de Courtais, le buste de cet homme de bien. Ce buste ne devra avoir aucun caractère politique aussi ne pourra-t-il être mis en place que lorsqu'il aura été approuvé en maquette par mes exécuteurs testamentaires. L'inscription à graver sur ce monument devra se composer de ces seuls mots : « Au vicomte Henri de Courtais, la commune de Doyet reconnaissante ». Dans le cas où par suite de la négligence de la municipalité de Doyet, ou par suite du refus opposé par mes exécuteurs testamentaires d'accepter le genre de buste proposé, un délai de deux ans, à partir de mon décès, se serait écoulé sans que le buste de M. de Courtais ait été mis en place à Doyet, ce legs de vingt-cinq mille francs fait par moi à la commune de Doyet dans ce but unique, devra être considéré comme nul. Dans ce cas, je fais don à la ville de Montluçon (Allier), de cette même somme de vingt cinq mille francs pour qu'elle érige à Montluçon sur le boulevard de Courtais, le buste de cet homme de bien, qui, par son initiative hardie dans les questions agricoles intéressant le Bourbonnais, est incontestablement le bienfaiteur du pays. Ce buste ne devra avoir aucun caractère politique et devra être accepté en maquette par mes exécuteurs testamentaires. Ma tante, Madame de Courtais, a légué à la ville de Montluçon une somme importante pour la création d'un asile de vieillards, en souvenir de son mari, qui a été pendant quarante ans député de l'arrondissement de Montluçon. L'inscription à mettre sur ce monument devra donc se composer de ces deux mots : « Au vicomte Henri de Courtais, la ville de Montluçon reconnaissante. » Ce legs de vingt-cinq mille francs, qu'il profite à la commune de Doyet ou à la ville Montluçon (Allier), devra être délivré net de tous droits de mutation.

Je prie madame la supérieure de l'asile Gatien de Clocheville de vouloir bien conserver et soigner à l'asile jusqu'à la fin de leur vie, mes bons chiens Dick et Sultane. Je charge la ville de Tours d'assurer à l'asile Gatien de Clocheville l'entretien de mes deux bons chiens Dick et Sultane. Je lui lègue pour cet entretien une rente de cent cinquante francs par chien. Cette rente annuelle s'éteindra avec la vie de mes chiens.

Je lègue à la ville de Tours (Indre-et Loire) une somme de neuf cent mille francs. Je fais ce legs à la ville de Tours sous la condition expresse que cette somme de neuf cent mille francs servira exclusivement à l'entretien et au développement de l'asile Gatien de Clocheville. Elle devra donc être convertie, moitié en rentes françaises trois pour cent et moitié en obligations de chemins de fer français, garanties par l'État. La ville de Tours prélèvera sur les capitaux que je lui ai légués, à des conditions spéciales, la somme nécessaire pour le paiement des droits de mutation qu'elle devra pour la nue-propriété de mon hôtel de Tours. Une somme de 60,000 francs devra être consacrée à la construction de la nouvelle chapelle de l'asile Gatien de Clocheville, si elle n'a pas été construite pendant ma vie. Cette somme sera à prélever sur celle que j'ai léguée à la ville de Tours à des conditions spéciales.

Fait à Tours (Indre-et-Loire), le 10 janvier 1892.

Vve PAILLHOU.

CODICILLE

J'ai légué par mon testament à la commune de Lavault Sainte-Anne près Montluçon (Allier), en sus de mes propriétés, une somme en argent de quatre cent mille francs. Je lui lègue par ce codicille une nouvelle somme de cinq cent mille francs aux mêmes charges et conditions que les premiers quatre cent mille francs.

Fait à Tours (Indre-et-Loire), le 12 janvier 1892.

Vve PAILLHOU.

CODICILLE

J'ai donné dans mon testament avec mes autres propriétés, toute la propriété de la Chassignolle à la commune de Lavault Sainte-Anne. Je modifie cette clause de mon testament en ce qui concerne le château de la Chassignolle, le parc, la grande et la petite réserve, ainsi que le domaine dit de la Chassignolle, occupé actuellement par le métayer Sanvoisin. La commune de Lavault Sainte-Anne n'aura que la nue-propriété du château, du parc, de la grande et de la petite réserve, ainsi que du domaine de la Chassignolle. J'entends que l'usufruit profitera à mon légataire universel. Mesdemoiselles Fanny et Mathilde Hitschler auront le droit, si cela leur convient, d'habiter la Chassignolle pendant un an, sans avoir à payer ni loyer ni contributions.

Je prie Monsieur le Maire de Tours et Monsieur le Maire de Lavault Sainte-Anne de faire en sorte que mon cousin Henri de Bodinat, capitaine de cavalerie, fasse partie des conseils d'administration qui s'occuperont de l'asile de Clocheville et de mes œuvres.

Fait à Tours (Indre-et-Loire), le 14 janvier 1892.

Vte PAILLHOU.

CODICILLE

Je nomme pour mon troisième exécuteur testamentaire, M. Henri de Bodinat, capitaine commandant au 14e chasseurs, actuellement en garnison à Vienne (Isère), mon cher cousin, je lui fais don d'un diamant de cinq mille francs.

Fait à Tours, le 1er décembre 1892,

Vte PAILLHOU.

CODICILLE

Je révoque la clause de mon testament qui concerne la femme de Louis Bardet, Virginie Durin et ses filles Théodorine et Louise Je ne change rien à la clause qui concerne les rentes affectées à l'entretien de mes chiens de la Chassignolle, Perrat et Jaunet.

Fait à Tours, le 18 décembre 1892,

Vve PAILLHOU.

CODICILLE

J'exprime ici le même désir que celui qui a été exprimé par Madame la comtesse de Clocheville, dans son testament, au sujet des sœurs de la Présentation et de Monsieur le docteur Bezard. Je prie donc la ville de Tours de ne rien changer à l'organisation actuelle de l'asile Gatien de Clocheville, en laissant les religieuses de cet ordre et M. le docteur Bézard dans les fonctions qu'ils y remplissent avec tant de dévouement et de zèle.

Il sera utile de prélever chaque année sur les revenus de l'asile Gatien de Clocheville, une certaine somme qui sera employée à envoyer un certain nombre d'enfants scrofuleux, soignés dans cet établissement dans un sanatorium quelconque, celui d'Arcachon, par exemple.

Fait à Tours, le 20 janvier 1893.

Vve PAILLHOU.

ANNEXE N° 7

Réponse de M. le Ministre de l'Intérieur

RÉPUBLIQUE FRANÇAISE

Paris le 13 février 1894.

Monsieur le Préfet,

J'ai pris connaissance du rapport que vous m'avez adressé au sujet de la situation légale de l'asile Gatien de Clocheville, existant à Tours.

Par suite du décès de M. le vicomte Paillhou, légataire universel en usufruit de Mme de Clocheville, la ville de Tours a aujourd'hui la pleine propriété des biens affectés à l'établissement sus-mentionné, M. le vicomte Paillhou. A d'ailleurs légué à la ville un million pour l'asile, aux mêmes conditions que la fondatrice de cette œuvre.

Dans ces conditions, Monsieur le Maire de Tours pense, « que le dit établissement ne saurait être administré et fonctionner que si l'œuvre est érigée en personne morale c'est-à-dire reconnue comme établissement d'utilité publique, certaines des dispositions testamentaires de Mme de Clocheville, celles par exemple en vertu desquelles le Comité administratif devrait passer des baux concernant les propriétés léguées, lui paraissant ne pouvoir être autrement réalisées. »

L'exécuteur testamentaire de Mme de Clocheville, qui est en même temps celui du vicomte Paillhou, est d'avis, au contraire (et vous partagez cette manière de voir) que l'établissement en question pourra exister et fonctionner comme établissement municipal administré par un comité sous la direction et le contrôle immédiats de la municipalité et du conseil municipal.

Dans cette hypothèse les actes de la vie civile pour lesquels le comité pourrait être incapable seraient faits ou ratifiés par le maire de Tours, en ladite qualité, et comme président-né de tout établissement municipal.

Je ne crois pas que cette dernière combinaison puisse être adoptée. Les règles de l'administration et de la comptabilité communales me paraissent en effet s'opposer à l'intervention d'un comité administratif dans la gestion d'un établissement par le maire ou son délégué, sous le contrôle de l'assemblée communale.

Selon moi, le seul moyen de satisfaire aux désirs des bienfaiteurs consisterait à reconnaître l'asile de Clocheville, comme établissement d'utilité publique, ainsi que le demande Monsieur le Maire de Tours. Mais pour arriver à ce résultat, il est nécessaire que le Conseil municipal en fasse la proposition, et qu'il présente un projet de statuts après avoir pris l'avis du comité administratif.

Je vous prie de communiquer ces observations à la Municipalité de Tours.

D'autre part, j'ai besoin de connaître les termes du testament de M. le vicomte Paillhou et de la délibération du Conseil municipal qui est sans doute intervenu relativement à l'acceptation du legs fait à la ville par ce testateur.

Je vous serai obligé de me transmettre ces documents et de me dire si la délivrance de la libéralité dont il s'agit a été consentie par les héritiers.

Recevez, Monsieur le Préfet, l'assurance de ma considération la plus distinguée.

Pour le Ministre de l'Intérieur,

Le Conseiller d'Etat-Directeur

A Monsieur le Préfet d'Indre-et-Loire.

Tours. imp. E. SOUDÉE

www.ingramcontent.com/pod-product-compliance
Ingram Content Group UK Ltd.
Pitfield, Milton Keynes, MK11 3LW, UK
UKHW020200200726
13856UKWH00003B/1105

9 782013 545600